Kliniktaschenbücher

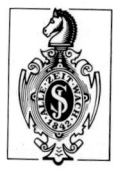

H.-P. Kruse   F. Kuhlencordt

Grundzüge der Osteologie

Internistische Knochenerkrankungen
und Störungen des
Kalziumphosphat-Stoffwechsels

Mit 69 Abbildungen und 36 Tabellen

Springer-Verlag
Berlin Heidelberg New York Tokyo 1984

Professor Dr. Hans-Peter Kruse
Professor Dr. Friedrich Kuhlencordt
(ehem. Direktor der Abteilung)

Abteilung Klinische Osteologie
I. Medizinische Klinik
Universitäts-Krankenhaus Eppendorf
Martinistraße 52
2000 Hamburg 20

ISBN 3-540-10528-X Springer-Verlag Berlin Heidelberg New York Tokyo
ISBN 0-387-10528-X Springer-Verlag New York Heidelberg Berlin Tokyo

CIP-Kurztitelaufnahme der Deutschen Bibliothek

Kruse, Hans-Peter: Grundzüge der Osteologie : internist. Knochenerkrankungen u. Störungen d.
Kalziumphosphat-Stoffwechsels / H.-P. Kruse ; F. Kuhlencordt. – Berlin ; Heidelberg ; New York ;
Tokyo : Springer, 1984.
(Kliniktaschenbücher)
ISBN 3-540-10528-X (Berlin . . .)
ISBN 0-387-10528-X (New York . . .)
NE: Kuhlencordt, Friedrich:

Satz- u. Bindearbeiten: G. Appl, Wemding, Druck: aprinta, Wemding
2127/3140-543210

Vorwort

Mit der vorliegenden Darstellung von Knochenerkrankungen und Kalziumphosphat-Stoffwechselstörungen wenden wir uns an die Kollegen, die sich über die Osteologie aus internistischer Sicht informieren wollen. Der interdisziplinäre Charakter dieses Gebietes wird deutlich durch seine engen Beziehungen zu anderen Teilgebieten dieses Faches, insbesondere zur Endokrinologie, zur Gastroenterologie und zur Nephrologie. Daneben bestehen Verbindungen zu anderen medizinischen Fachrichtungen, von denen nur die Pädiatrie, Orthopädie, Radiologie und Pathologie genannt seien.

Dieses Buch ist Ausdruck unserer jahrelangen gemeinsamen Arbeit in der Abteilung Klinische Osteologie der Medizinischen Klinik der Universität Hamburg, die uns täglich mit den vielfältigen osteologischen Problemen konfrontierte und uns auch wissenschaftlich begeisterte. Diese Abteilung wurde vor rund 20 Jahren durch den damaligen Direktor der I. Medizinischen Klinik, H. BARTELHEIMER, gegründet. Er hatte vorher in Kiel und Berlin zusammen mit seinem Mitarbeiter Schmidt-Rohde Knochenerkrankungen bearbeitet und durch die routinemäßige Einführung der Knochenbiopsie am Beckenkamm dieses Gebiet als Spezialfach der Inneren Medizin etabliert und ihm richtungsweisende Impulse gegeben.

Es war ein glücklicher Umstand, daß wir 14 Jahre lang Mitglied eines Sonderforschungsbereiches der Deutschen Forschungsgemeinschaft waren, der u. a. die Endokrinologie des Knochen- und Kalziumstoffwechsels zum Thema hatte. In diesem Rahmen entwickelte sich eine enge Kooperation, insbesondere mit der hiesigen Nuklearmedizinischen Abteilung und dem Pathologischen Institut, aus der wir für dieses Buch zahlreiche Anregungen erfuhren. Die Osteologie hat zwangsläufig intensive Beziehungen zur Röntgendiagnostik, die oft Anlaß zu gemeinsamen Diskussionen ergaben, für die wir Herrn BÜCHELER ebenso wie für die Überlassung von Röntgenaufnahmen besonders danken möchten.

Bei dem stetigen schnellen Zuwachs an Wissen auf dem Gebiet der Osteologie haben wir uns bemüht, in die vorliegende Darstellung vorwiegend Gesichertes bzw. heute Anerkanntes aufzunehmen, ohne neuere Entwicklungen außer acht zu lassen. Die größere Zahl der Schemata und Tabellen mögen dem Leser als Orientierungshilfe von Nutzen sein. Die angegebene Literatur stellt naturgemäß eine Auswahl dar, die in diesem Rahmen Arbeiten bevorzugt, die dem Leserkreis eine Vertiefung des Gebotenen ermöglichen.

Unser besonderer Dank gilt dem Springer-Verlag, der uns zur Herausgabe dieses Buches ermutigte und unsere Arbeit in jeder Hinsicht unterstützte. Gleichfalls danken wir allen Mitarbeitern der Abteilung für ihren Einsatz und ihre wertvolle Hilfe.

Hamburg, Juni 1984   H.-P. KRUSE   F. KUHLENCORDT

Inhaltsverzeichnis

Einführung

Wie aus dem Untertitel des Buches erkennbar wird, ist der Inhalt auf die internistischen Knochenerkrankungen und auf die Störungen des Kalziumphosphat-Stoffwechsels ausgerichtet. Bewußt wurde auf Gelenkerkrankungen, degenerative Skelettveränderungen und Knochenaffektionen verzichtet, die vorzugsweise in das Gebiet der Orthopädie, Chirurgie und Rheumatologie gehören. Typische pädiatrische Krankheitsbilder, wie z. B. die Vitamin D-Mangelrachitis oder bestimmte konstitutionelle Knochenerkrankungen gehören ebenfalls nach dieser Konzeption nicht in den vorgegebenen Rahmen.

Schwerpunkt der Ausführungen sind die endokrinen und metabolischen Osteopathien, denen in der Inneren Medizin zweifellos die größte Bedeutung zukommt. Aus praktischen Erwägungen und aus didaktischen Gründen wurde die Gliederung in Osteoporose, Hyperparathyreoidismus und Osteomalazie gewählt, obwohl Mischbilder dieser pathologisch-anatomischen Grundmuster durch die oft sehr komplexen pathogenetischen Mechanismen häufig sind. Dieser Tatsache wurde besonders dadurch Rechnung getragen, als gesondert auf die renalen und intestinalen Osteopathien eingegangen wird.

Unter den generalisierten Knochen-Stoffwechselerkrankungen ist die Osteoporose schon aufgrund ihrer Häufigkeit von überragender Bedeutung. Durch unsere langjährige Beschäftigung mit diesem Krankheitsbild sind in dieses Kapitel verständlicherweise die eigenen Erfahrungen und Untersuchungsergebnisse in besonderem Maße eingeflossen. Dadurch dürfte gleichzeitig deutlich werden – und dies gilt natürlich ebenso für andere Kapitel – wie sehr sich Klinik, Morphologie, Radiologie und Biochemie ergänzen müssen, um zu

1

einem vertieften Verständnis des jeweiligen Krankheitsbildes zu kommen.

Das interessante Krankheitsbild des Hyperparathyreoidismus bedarf der strengen Differenzierung zwischen primären und sekundären Formen, wobei diese und deren Folgezustände sehr unterschiedliche therapeutische Konsequenzen haben. Nachdem man in früheren Jahren schließlich den nicht seltenen Zusammenhang zwischen Urolithiasis und primärem Hyperparathyreoidismus erkannt hatte, ist jetzt die Frequenz der erfaßten Fälle weiter angestiegen, seitdem Serumkalziumbestimmungen durch Autoanalysermethoden praktisch zur Routine geworden sind. Einen weiteren Fortschritt haben die radioimmunologischen Parathormonbestimmungen erbracht, die allerdings mit zunehmender Kenntnis der Heterogenität des im Blut zirkulierenden Parathormons bzw. seiner Fragmente eine kritische Beurteilung erfordern.

Die sprunghafte Entwicklung in der Erforschung des Vitamin D-Stoffwechsels hat die Klinik veranlaßt, bezüglich der Knochenmineralisationsstörungen im Sinne der Rachitis/Osteomalazie die bisherigen Vorstellungen über deren Pathophysiologie zu erweitern oder sogar zu korrigieren. Dabei haben sich neue Behandlungsmöglichkeiten ergeben und es kann erwartet werden, daß in Zukunft eine noch gezieltere Therapie mit D-Hormonen möglich sein wird, die nicht mehr komplex, sondern speziell auf einen einzelnen Wirkungsmechanismus oder auf ein einzelnes Zielorgan des jeweiligen D-Hormons ausgerichtet ist. Gerade die Problematik der renalen Osteopathie, speziell auch unter dem Gesichtspunkt der Hämodialyse, hat das Interesse für diese Fragestellungen intensiviert.

Die Kalziumphosphat-Stoffwechselstörungen im engeren Sinne, die in einem gesonderten Kapitel dargestellt wurden, bieten oft nur geringe oder gar keine Knochenveränderungen bzw. Osteopathien. Dennoch gehören sie durch ihre Verknüpfung, insbesondere mit den Nebenschilddrüsen und dem D-Stoffwechsel, in den Gesamtkomplex der Osteologie.

Die konstitutionellen Knochenerkrankungen sind besonders unter dem Aspekt ihrer Bedeutung in der Inneren Medizin und ihrer Differentialdiagnose ausgewählt worden. Im Gegensatz zu den Störungen des Knochenumbaues im Sinne der Remodellierung bei den endokrinen und metabolischen Osteopathien gilt bei einem Teil dieser

Fälle, daß sie sich durch ein besonderes Muster von Modellierungsstörungen des Skeletts auszeichnen und dadurch vielfach leicht zu diagnostizieren sind.

Knochentumoren und entzündliche Knochenerkrankungen werden häufig interdisziplinär vom Internisten, Orthopäden, Chirurgen und Radiologen untersucht und behandelt, so daß hier nur einige Aspekte dargestellt wurden. Dabei erfolgte die Auswahl der Tumoren speziell nach ihrer Bedeutung und Häufigkeit. Bei den primären Knochentumoren wurde besonders auf die differentialdiagnostisch bedeutungsvollen Faktoren von Geschlecht und Alter, sowie auf ihre Lokalisation hingewiesen. Demgegenüber wurde bewußt auf detaillierte Therapieangaben verzichtet, da diese oft einem raschen Wandel unterliegen und den vorliegenden Rahmen der Darstellung sprengen würden. Dies gilt auch für die Osteomyelitis im Hinblick auf die permanente Weiterentwicklung der Antibiotika.

Das abschließende Kapitel der Osteodystrophia deformans Paget, bei der es sich um eine klassische lokalisierte Knochenerkrankung handelt, hat in den letzten Jahren dadurch ein besonderes Interesse erweckt, als durch Calcitonin und Diphosphonate eine Bremsung des pathologisch gesteigerten Knochenumbaues im Sinne einer pathogenetischen Therapie möglich wurde. Wie für andere Krankheitsbilder gilt auch hier, daß trotz ungeklärter Ätiologie zufriedenstellende Therapieergebnisse möglich sind, wenn man in den pathogenetischen Mechanismus in geeigneter Form eingreift.

1 Physiologische Grundlagen und Untersuchungsmethoden

1.1 Entwicklungsgeschichte des Skeletts und der Regulation des Kalzium-Stoffwechsels

Während das Skelett bei den Wirbellosen ausschließlich bindegewebiger Natur ist, tritt bei den Haien erstmals verkalkter Knorpel auf (Tabelle 1). Dabei wird der Kalziumstoffwechsel außer durch Membranphänomene auch durch eine Mineralkomponente mit Apatit-

Tabelle 1. Entwicklung des Skeletts und der Regulation des Kalziumstoffwechsels von Wirbellosen und Wirbeltieren von den Haien bis zu den Säugern. Von den Amphibien an spielen Membranphänomene und Austauschvorgänge an den Apatitkristallen praktisch keine Rolle für den Kalziumstoffwechsel mehr. Die Regulation erfolgt über Calcitonin (CT), D-Hormone (D) und Parathormon (PTH). (Modifiziert nach McLean u. Urist 1968)

Spezies	Skelett	Regulation des Calciumstoffwechsels	Ca i. S. [mg %]
Wirbellose	Bindegewebe	Gewebseiweiß Membranphänomene	~40
Haie	verkalkter Knorpel	+ Apatit + CT	~20
Knochenfische	Knochen (chondral gebildet)	+ + + D	~10
Amphibien	Knochen (chondral u. desmal gebildet)	+ + PTH	
Reptilien		+ +	
Vögel		+ +	
Säuger		+ +	

4

struktur und durch das Hormon Calcitonin reguliert. Die Knorpelfische als Übergang zu den höher entwickelten Spezies verfügen bereits über ein knöchernes Skelett, das allerdings ausschließlich auf knorpeliger Basis gebildet wird. Bei diesen Tieren kommt als weiteres Hormon zu dem bereits genannten Calcitonin das D-Hormon bzw. die D-Metaboliten hinzu. Die Kalziumkonzentration im Serum liegt bei den Wirbellosen und Haien noch bei rund 40 mg% bzw. 20 mg%, während sie sich bei den Knochenfischen – wie bei allen höheren Entwicklungsstufen – um 10 mg% bewegt und damit gegenüber der umgebenden Meerwasserkonzentration deutlich reduziert ist.

Von den Amphibien bis zu den Säugern findet sich schließlich ein knöchernes Skelett, welches über chondrale und desmale Vorstufen entsteht. Neben Calcitonin und D-Hormonen ist erstmals von den Amphibien an aufwärts das Parathormon in die Regulation der Kalziumhomöostase einbezogen. Bei den Säugern wird das Calcitonin in den C-Zellen der Schilddrüse und das Parathormon in den Nebenschilddrüsen gebildet. Die C-Zellen entstammen den Ultimobranchialkörpern, während die Nebenschilddrüsen sich von der 3. und 4. Kiementasche herleiten. Während beim Menschen das Calcitonin letztlich wohl nur noch eine untergeordnete Bedeutung für den Kalziumregulationsmechansimus hat, spielt dieses Hormon für die Haie und Knochenfische deshalb eine besondere Rolle, weil eine Senkung des Serum-Kalziumspiegels gegenüber den hohen Meerwasserkonzentrationen sicher von vitalem Interesse sein dürfte, während bei den Wirbellosen ohne dieses Hormon noch Serumkalziumkonzentrationen um 40 mg% vorkommen.

1.2 Bau und Funktion des Skeletts

Das Skelett ist Stütz- und Bewegungsapparat, Mineralreservoir und Ort der Hämatopoese. Beim Erwachsenen besteht es in der Regel aus 206 Knochen, die etwa 15% des Körpergewichtes ausmachen. Rund 50% der Knochenmasse sind anorganische Mineralien, 25% Wasser und 25% organische Grundsubstanz. Von den verschiedenen in Tabelle 2 aufgeführten Mineralien ist jeweils der überwiegende Anteil des Körpergesamtgehaltes im Skelett lokalisiert, das damit für diese Bestandteile eine Art Depotfunktion ausübt. Die anorganische Grundsubstanz besteht zu etwa 95% aus Kollagen und zu 5% aus Mukopolysacchariden. Vom Kollagen werden 3 Typen unterschieden, von denen Typ I Hauptbestandteil von Knochen, Sehnen und Haut ist. Typ II findet sich im hyalinen Knorpel, während es sich beim Typ III um ein fötales Kollagen handelt, das nicht im Erwachsenenknochen vorkommt. Grundstruktur des Kollagens ist eine Tripelhelix mit einem hohen Gehalt an den Aminosäuren Glycin, Prolin und Hydroxyprolin. Zwischen den als Subfibrillen zusammengelagerten jeweils 5 Triphelhelices entstehen die Mineralkeime, aus denen sich die Apatitkristalle bilden (Abb. 1). Dabei handelt es sich überwiegend um Hydroxylapatit $[Ca_{10}(PO_4)_6 \cdot (OH)_2]$.

Beim Menschen entwickelt sich der größte Teil des Skeletts über eine knorpelige Vorstufe; ein Teil der platten Knochen, wie das Schädel-

Tabelle 2. Grundlegende Funktionen und Bestandteile des Skeletts beim Erwachsenen (nach COPP u. SHIM)

Skelett des Erwachsenen

206 Knochen
  ~15% des Körpergewichtes

Funktionen:	Stütz- u. Bewegungs-Apparat
	Mineralreservoir
	Hämatopoese

Bestandteile:	50% Anorg. Mineralien
	25% Wasser
	25% Organ. Grundsubstanz
	95% Kollagen
	5% Mucopolysaccharide

Depotfunktion (% des Gesamtgehaltes im Körper)

Kalzium	99%
Phosphor	90%
Karbonat	80%
Zitrat	70%
Natrium	60%
Magnesium	50%
u. a.	

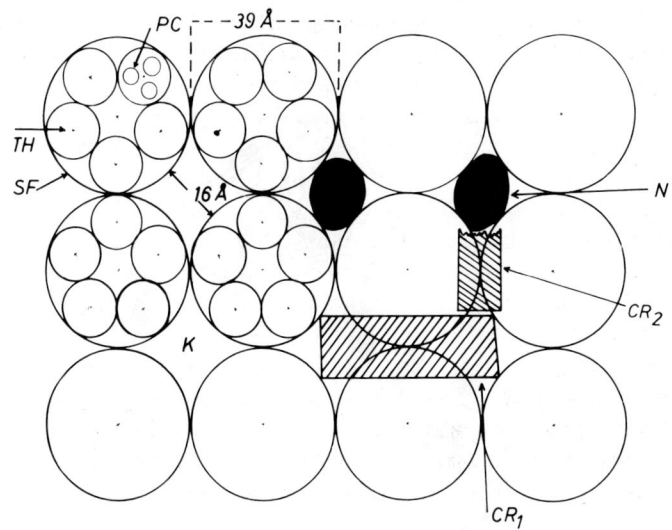

Abb. 1. Schematische Darstellung der Kollagenstruktur im Querschnitt. PC = Proteinkette; TH = Tripelhelix; SF = Subfibrille; K = Kanal; N = Mineralkeim; CR_1 und CR_2 = Apatitkristalle (nach HÖHLING u. Mitarb. 1980)

dach, ist primär bindegewebig angelegt. Nach abgeschlossenem Wachstum ist das Knochengewebe von Kompakta und Spongiosa lamellär strukturiert. Dabei finden sich in der Kompakta spezielle Funktionseinheiten, die als Havers'sche Systeme bezeichnet werden und sich durch ein konzentrisches Lamellensystem mit zentralen Gefäßen auszeichnen (Abb. 2).

Als knochenspezifische Zellen lassen sich Osteoblasten, Osteoklasten und Osteozyten unterscheiden. Die Osteoblasten produzieren die organische Knochenmatrix und sind für die Knochenmineralisation mit verantwortlich. Während des Prozesses der Knochenbildung werden einzelne Osteoblasten in die Knochengrundsubstanz als Osteozyten aufgenommen, die dann mit ihren Zellausläufern in einem synzytialen Verband miteinander kommunizieren. Die Oberfläche der Osteozytenlakunen und der Cannaliculi soll im Gesamtskelett rund 300 m² betragen und stellt somit eine große aktive Stoffwechselfläche dar. Der Knochenabbau vollzieht sich durch ein- oder

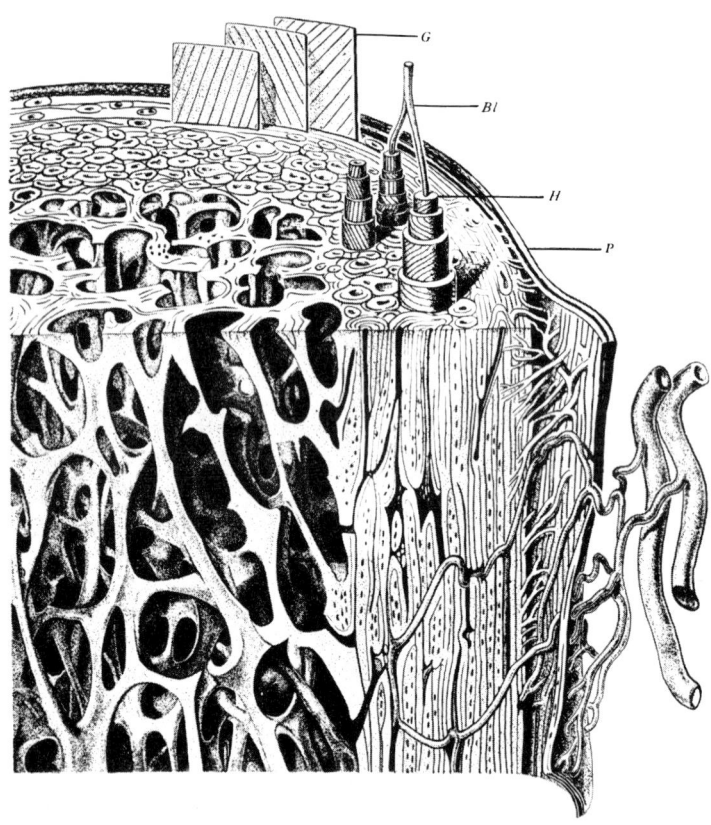

Abb. 2. Schematische Darstellung der Anatomie eines Röhrenknochens mit Periost (P), Generallamellen (G), Havers'schen Systemen (H) und Blutgefäßen (Bl) (nach BENNINGHOFF 1935)

mehrkernige Osteoklasten, die zahlenmäßig gegenüber den Osteoblasten sehr viel geringer sind und auch eine kürzere Lebenszeit haben. Die Tätigkeit der Osteoklasten ist durch die entstehenden sogenannten Howship'schen Lakunen ablesbar, wie sie sich in den von Osteoid freien mineralisierten Knochenbezirken finden.

1.3 Kalzium-Phosphat-Stoffwechsel und seine endokrine Regulation

1.3.1 Kalzium-Stoffwechsel

Bekanntlich gehört das Serumkalzium zu den Größen im Organismus, die durch verschiedene aufeinander abgestimmte Mechanismen sehr konstant gehalten werden. Gröbere Abweichungen von der Norm führen nicht nur zu Störungen des Knochenstoffwechsels, sondern auch zu Funktionsstörungen von Muskulatur und Nervensystem, einschließlich des Reizleitungssystems des Herzens, sowie der endokrinen Drüsen.

Im Blut selbst wird in der Regel nur das Gesamtkalzium gemessen, das zwischen 9,0 und 10,5 mg/100 ml bzw. 2,25 und 2,63 mmol/l liegt. Etwa 35% sind in den Nieren nicht filtrierbar, da sie an Eiweiß, überwiegend an Albumin, gebunden sind (Tabelle 3). Etwa 65% des Gesamtkalziums unterliegen der renalen Filtration, dabei sind gut 50% ionisiert und gut 10% komplexgebunden. Der Anteil des ionisierten Kalziums variiert in Abhängigkeit vom Eiweißgehalt des Blutes, wie dies aus dem Nomogramm von McLean und Hastings (Abb. 3) ablesbar ist.

Tabelle 3. Kalziumfraktionen im Serum in mg/100 ml. Nicht glomerulär filtrierbar sind rund 35% eiweißgebundenes Kalzium, während 65% in ionisierter oder komplexgebundener Form vorliegen und filtrierbar sind (Umrechnung in mmol/l siehe Seite 176)

Gesamtkalzium		~10,0		
1	Nicht filtrierbar	3,5		
1.1	an Albumin geb.		2,8	
1.2	an Globulin geb.		0,7	
2	Filtrierbar	6,5		
2.1	ionisiert		5,3	
2.2	komplexgebunden		1,2	
2.2.1	an Bicarbonat			0,6
2.2.2	an Citrat			0,3
2.2.3	an Phosphat			0,2
2.2.4	an andere			0,1

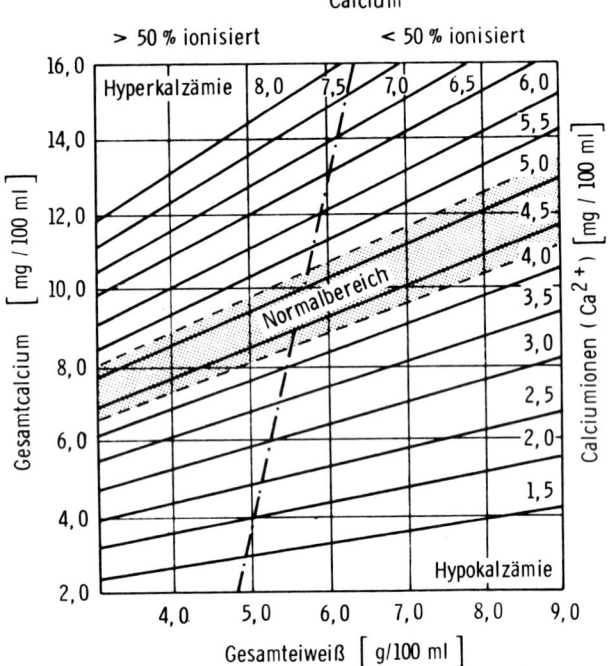

Abb. 3. Nomogramm zur Ermittlung des ionisierten Kalziumanteils aus dem Gesamtkalzium und dem Gesamteiweiß im Serum (nach McLean u. Hastings 1935)

Tabelle 4. Kalziumkonzentrationen im Serum und im Knochen

Serum	$2,5 \times 10^{-3}$ mol/l $= 2,5$ mmol/l
Extrazellulär	$1,5 \times 10^{-3}$ mol/l $= 1,5$ mmol/l
Periosteozytär	$0,5 \times 10^{-3}$ mol/l $= 0,5$ mmol/l
Intrazellulär	$1,0 \times 10^{-7}$ mol/l $= 0,1$ µmol/l

In der Extrazellularflüssigkeit und periosteozytär in den Lacunen und Cannaliculi der Osteozyten liegt die Kalziumkonzentration in der gleichen Größenordnung wie im Serum, während die intrazelluläre Kalziumkonzentration in den knochenspezifischen Zellen um 4 Zehnerpotenzen niedriger liegt (Tabelle 4). Diese niedrige intrazellu-

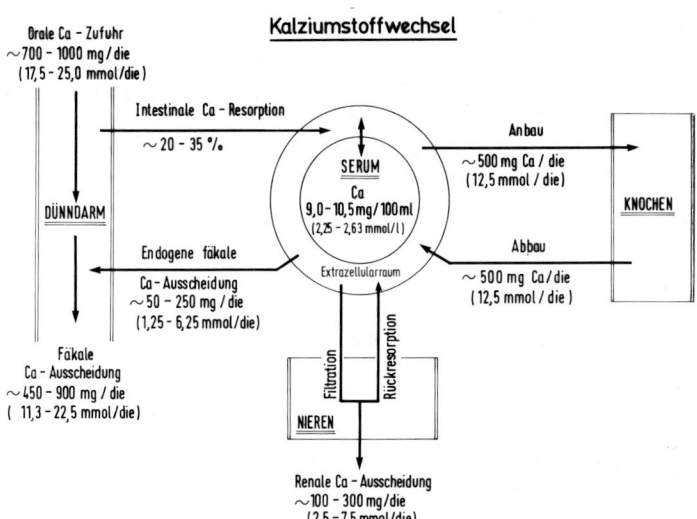

Abb. 4. Schematische Darstellung des Kalziumstoffwechsels ohne Berücksichtigung der hormonellen Regulation. Die angegebenen Werte stellen Richtgrößen für den gesunden Erwachsenen dar

läre Kalziumkonzentration beruht auf einem aktiven Transportmechanismus für die Kalziumionen durch die Zellmembran nach außen. Innerhalb der Zelle stellen die Mitochondrien eine Art Depot für die Kalziumionen dar, deren Entleerung durch das cAMP gefördert wird. Die zelluläre Wirkung des Kalziums selbst wird durch Calmodulin „moduliert", etwa in der Art einer Feinsteuerung.

Die durchschnittliche Kalziumzufuhr mit der Nahrung liegt beim Erwachsenen bei Normalkost etwa zwischen 700 und 1000 mg täglich (Abb. 4). Davon werden rund 20 bis 35% intestinal resorbiert. Der Organismus verfügt in der Regel über eine Art von Adaptationsmechanismus, indem bis zu einer Kalzium-Minimalzufuhr von etwa 200 mg noch eine positive oder ausgeglichene Kalziumbilanz aufrecht erhalten werden kann. Die fäkale Kalziumausscheidung liegt zwischen 450 und 900 mg täglich und setzt sich zusammen aus dem nicht resorbierten Nahrungskalzium und dem endogen-fäkal ausgeschiedenen Kalzium, das zwischen 50 und 250 mg täglich beträgt

11

und aus den Säften der Verdauungsdrüsen Leber und Pankreas, sowie aus den abgeschilferten Darmepithelien stammt. Die renale Kalziumausscheidung liegt zwischen 100 und 300 mg täglich. Diese Menge variiert in Abhängigkeit von Alter und Geschlecht und ist jahreszeitenabhängig. Vermutlich läßt sich dies u.a. damit erklären, daß die intestinale Kalziumresorption Vitamin D- bzw. D-Hormon abhängig ist.

Durch die permanenten Knochenumbauvorgänge werden unter Gleichgewichtsverhältnissen täglich etwa 500 mg Kalzium durch die osteoklastäre Resorption freigesetzt, das in etwa gleicher Menge für den aktuellen Knochenanbau wiederum benötigt wird.

1.3.2 Phosphat-Stoffwechsel

Die Konzentration des Gesamtphosphats im Blut beträgt rund 12 mg/100 ml. Davon sind etwa 8,5 mg% in organischer und 3,5 mg% in anorganischer Form vorhanden (Tabelle 5). Üblicherweise ist für die Diagnostik lediglich der anorganische Phosphoranteil von Interesse, der normalerweise zwischen 2,5 und 5,0 mg/100 ml bzw. 0,8 bis 1,6 mmol/l gelegen ist. Von diesem anorganischen Phosphor ist rund ein Fünftel proteingebunden, während der Rest in freier Form vorliegt.

Im Gegensatz zur intestinalen Kalziumresorption wird das Phosphat in deutlich höherem Maß intestinal resorbiert, nämlich zu etwa 60

Tabelle 5. Phosphatfraktionen im Serum in mg/100 ml. In der Regel wird nur das anorganische Phosphat bestimmt, während der größere Anteil in organischer Form vorliegt (Umrechnung in mmol/l s. S. 176)

Gesamtphosphat		~12,0	
1. organisch		8,5	
2. anorganisch		3,5	
2.1 proteingebunden			0,7
2.2 frei			2,8
als HPO_4^{2-}	(50%)		
$Na_2 HPO_4$	(30%)		
$H_2 PO_4^-$	(12%)		
$Ca HPO_4$, $Mg HPO_4$, PO_4^{3-}	(8%)		

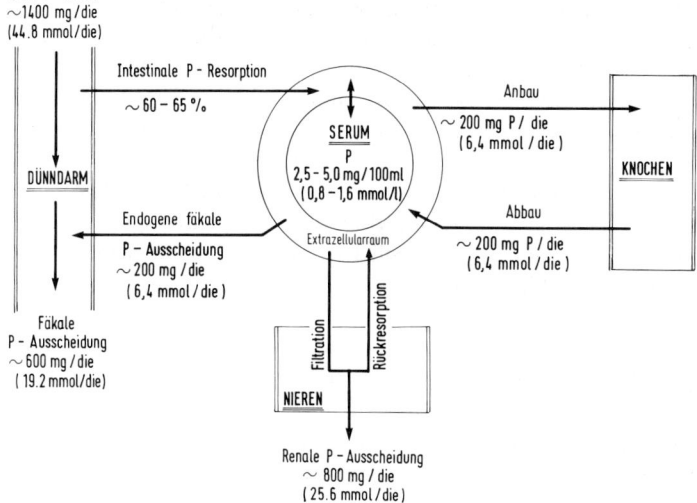

Abb. 5. Schematische Darstellung des Phosphatstoffwechsels ohne Berücksichtigung der endokrinen Regulation. Die angegebenen Werte stellen Richtgrößen für den gesunden Erwachsenen dar

bis 65% (Abb. 5). Die fäkale Ausscheidung setzt sich aus dem nicht resorbierten und dem endogen-fäkal ausgeschiedenen Phosphat zusammen und beträgt rund 600 mg täglich. Diese angegebenen Richtwerte unterliegen nicht unerheblichen Schwankungen, die wesentlich durch den Phosphatgehalt der Nahrung bestimmt werden. In der Regel ist die renale höher als die fäkale Phosphatausscheidung und liegt etwa bei 800 mg täglich mit einer physiologischen Schwankungsbreite von 400 bis 1200 mg. Durch die permanenten Umbauvorgänge im Skelett werden unter Gleichgewichtsbedingungen etwa 200 mg täglich durch Abbau frei, die andererseits durch die neu gebildete Knochenmatrix wiederum benötigt werden.

13

1.3.3 Endokrine Regulation

1.3.3.1 Parathormon (PTH)

Das Proteohormon PTH besteht aus einer unverzweigten Kette von 84 Aminosäuren, deren Sequenz für verschiedene Spezies heute als aufgeklärt gelten kann (Abb.6). In den Nebenschilddrüsen wird zunächst ein Prä-Pro-PTH von 125 Aminosäuren synthetisiert, aus dem durch Abspaltung von 35 Aminosäuren das Pro-PTH mit 90 Aminosäuren hervorgeht (Abb.7). Neben dem kompletten PTH-Molekül mit 84 Aminosäuren wird möglicherweise auch in einem geringeren Umfang Pro-PTH von den Nebenschilddrüsen sezerniert. Außerdem werden bereits Fragmente des PTH direkt in das Serum abgegeben, die entsprechend der Struktur entweder das COOH-terminale bzw. das NH_2-terminale Ende enthalten. Auch das komplette 1–84 PTH wird im Serum in derartige Fragmente aufgespalten. Hierfür spielt die Leber offenbar eine besondere Rolle. Während die C-terminalen Fragmente eine längere Halbwertszeit haben und über-

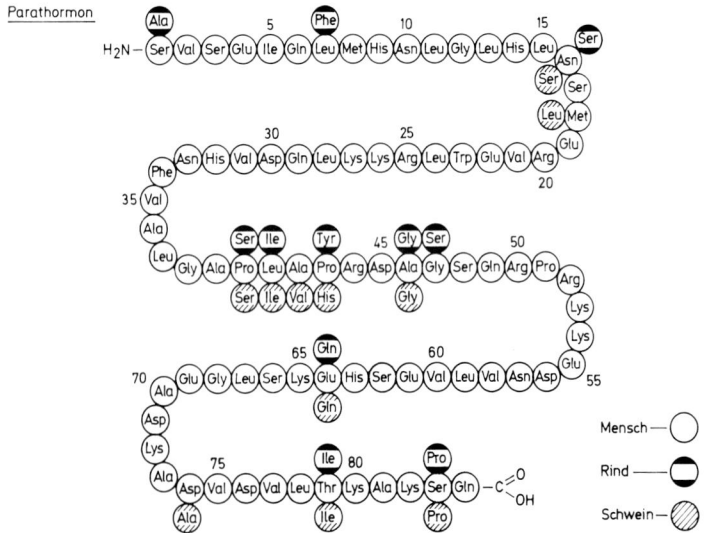

Abb.6. Sequenz der 84 Aminosäuren des Parathormons bei Mensch, Rind und Schwein (nach HABENER und POTTS 1980)

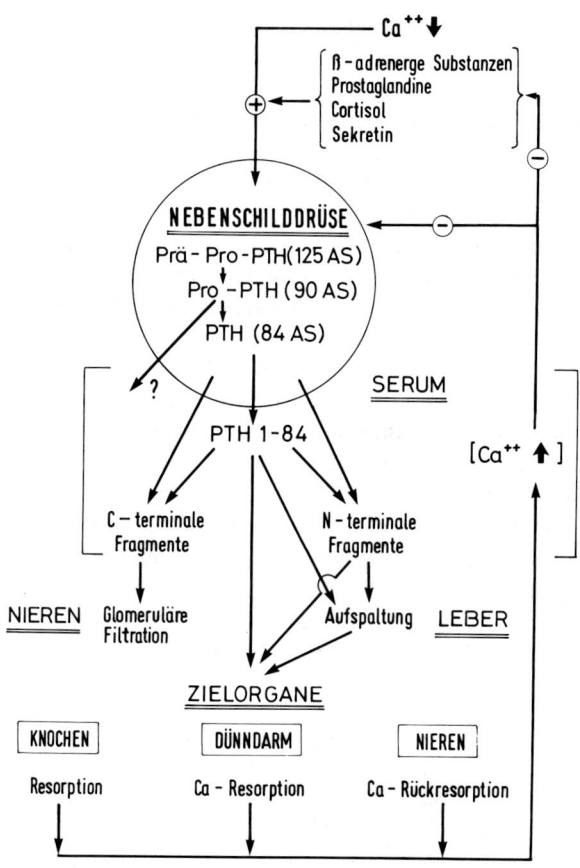

Abb. 7. Schematische Darstellung des Parathormonstoffwechsels und der PTH-Bildung in den Nebenschilddrüsen, der Fragmente im Serum und der Wirkungen auf die Zielorgane

wiegend durch glomeruläre Filtration eliminiert werden, ist die HWZ der N-terminalen Fragmente kurz. Die biologische Aktivität des Hormons ist bereits in der Aminosäurensequenz 1–34 (1–32?) vollständig enthalten.

Zielorgane des PTH sind das Skelett, der Dünndarm und der Tubulusapparat der Nieren. Es kommt zu einer Steigerung von Knochenresorption, intestinaler Kalziumresorption und renal-tubulärer Kalziumrückresorption. Diese Effekte bewirken den Anstieg der Serumkalziumwerte bzw. der ionisierten Kalziumfraktion, die im Sinne eines Feedback-Mechanismus die Nebenschilddrüsenaktivität bremst. Demgegenüber werden die Nebenschilddrüsen durch ein erniedrigtes ionisiertes Serumkalzium stimuliert, offenbar verstärkt u. a. durch β-adrenergische Substanzen, Prostaglandine, Cortisol und Sekretin.

Die Wirkung von PTH auf die Zellen der genannten verschiedenen Zielorgane erfolgt über die Bindung an spezifische Rezeptoren in der Zellmembran, die eine Aktivierung der Adenylzyklase bewirkt und zur Bildung des zyklischen AMP als sogenanntem second messenger führt. Auf diese Weise entstehen Phosphoproteine, die für die spezifische Zellfunktion verantwortlich sind (Abb. 8).

1.3.3.2 Calcitonin (CT)

Wie das PTH ist auch das CT ein Polypeptid mit 32 Aminosäuren, dessen Halbwertszeit bei weniger als 60 min liegt. Die Struktur des CT mit einer Disulfidbrücke zwischen der Aminosäure 1 und 7 zeigt die Abb. 9. Unter physiologischen Bedingungen spielt das CT für die Regulation der Kalziumhomöostase beim Menschen nur eine untergeordnete Rolle. Die Hauptwirkungen bestehen in einer Hemmung

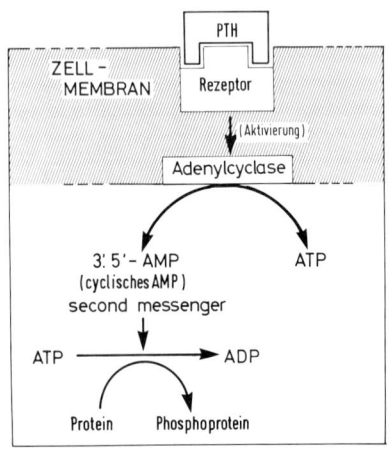

Abb. 8. Bindung des Parathormons an den Rezeptor der Zellmembran und die weiteren Funktionsabläufe bis zur Bildung eines energiereichen Phosphoproteins

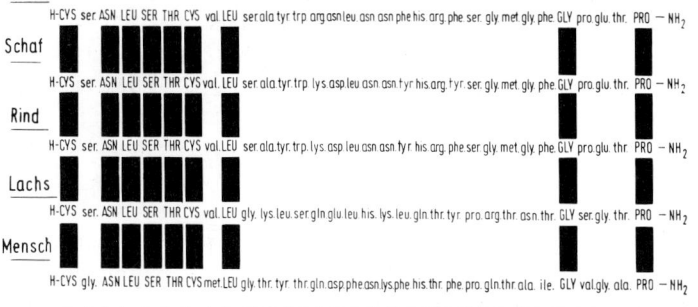

Abb. 9. Aminosäurensequenz des Calcitonin vom Mensch, Lachs, Rind, Schaf und Schwein. Die bei allen Spezies gleichen Aminosäuren sind durch schwarze Balken gekennzeichnet (nach MCINTYRE et al. 1980)

der osteoklastären Resorption und der renal-tubulären Phosphatrückresorption. Wie das PTH läßt sich auch das CT im Serum radioimmunologisch bestimmen. Allerdings ist der Wert einer derartigen Bestimmung im Rahmen der Klinischen Osteologie gegenüber einer PTH-Bestimmung unbedeutend.

1.3.3.3 Vitamin D (D-Hormone)

Der Bildungsweg von Vitamin D_2 (Ergocalciferol) und von Vitamin D_3 (Cholecalciferol) ist der Abb. 10 zu entnehmen. Bei dem Vitamin D_2 handelt es sich um ein Pflanzenprodukt, während Vitamin D_3 bei Mensch und Tier aus Cholesterin entsteht.

Seitdem bekannt ist, daß D_2 und D_3 selbst praktisch nicht biologisch aktiv sind, werden die im Organismus gebildeten Metaboliten als D-Hormone bezeichnet, die aufgrund ihrer Struktur zu den Steroidhormonen zu rechnen sind.

Das D_3 wird in der Leber zunächst an Position 25 zum 25 (OH) D_3 hydroxyliert, das dann in den Nieren in weitere Metaboliten umgewandelt wird (Abb. 11). Dabei unterliegt die Bildung des 1,25 $(OH)_2D_3$ und die des 24,25 $(OH)_2D_3$ einer gewissen Wechselwirkung in Abhängigkeit von der Aktivität der 25-Hydroxycholecalciferol-1-Hydroxylase. Das 1,25 $(OH)_2D_3$ ist unter den D-Metaboliten der am stärksten wirkende. Die Effekte auf den Kalziumstoffwechsel be-

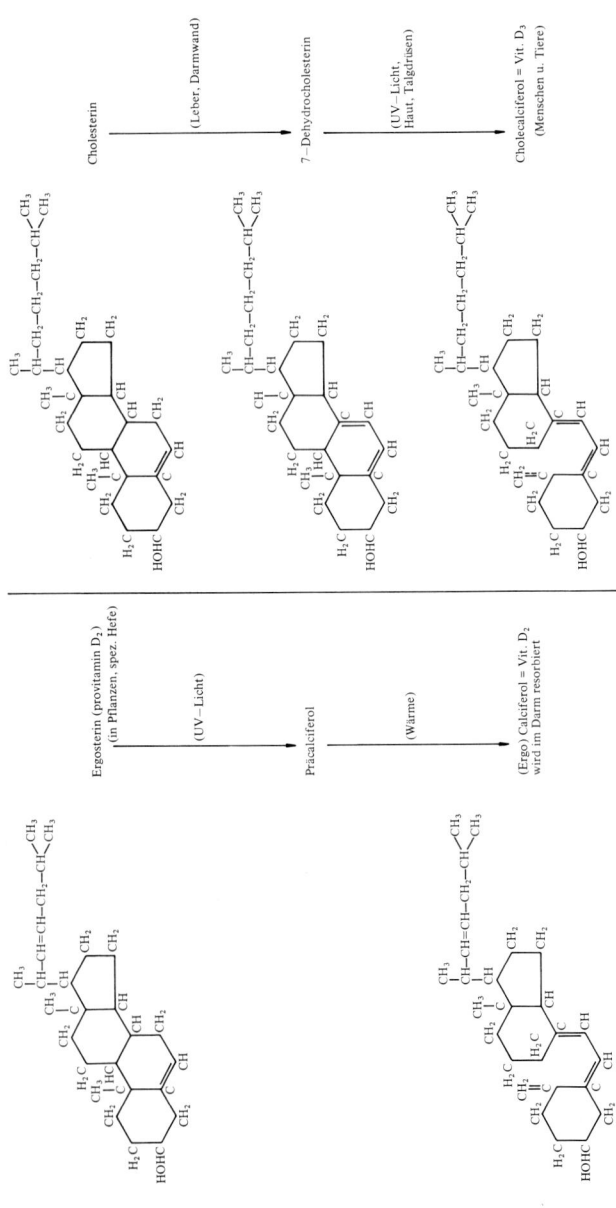

Abb. 10. Bildung des Vitamin D_2 aus Ergosterin und Vitamin D_3 aus Cholesterin

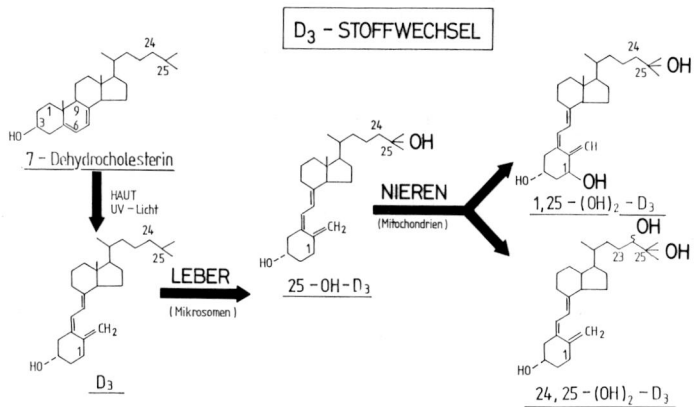

Abb. 11. Vitamin D$_3$-Stoffwechsel mit den Hydroxylierungen in der Leber und in den Nieren

stehen in einer Förderung der intestinalen Kalziumresorption und der Knochenmineralisation. Wie sich aus Tabelle 6 entnehmen läßt, unterliegt die 25-Hydroxycholecalciferol-1-Hydroxylase einer Reihe von Einflüssen, die dieses Enzym aktivieren oder hemmen können. Für die Pathophysiologie des Kalziumstoffwechsels sind diese Mechanismen von erheblicher Bedeutung, da hier eine sehr komplexe Regulation deutlich wird.

In Tabelle 7 sind die Einflüsse von PTH, CT und 1,25 (OH)$_2$D$_3$ auf den Knochen, den Dünndarm und die Nieren zusammengefaßt und die daraus resultierenden Änderungen der Kalzium- und Phosphatkonzentrationen im Serum angegeben.

1.4 Regulation des Knochenumbaues

Dieselben Hormone, die für die Regulation des Kalziumphosphat-Stoffwechsels bedeutungsvoll sind, sind auch in die Mechanismen des Knochenumbaues involviert (Tabelle 8). Von den ersten drei aufgeführten Hormonen hat nur das Parathormon einen stimulierenden

19

Tabelle 6. Aktivierende und hemmende Einflüsse auf das Enzym 25-Hydroxycholecalciferol -1-Hydroxylase

Aktivierung durch:	*Hemmung* durch:
Hypokalzämie	Hyperphosphatämie
Hypophosphatämie	Calcitonin
PTH	1,25 $(OH)_2$ D_3
Wachstumshormon	25 (OH) D_3
Prolactin	Cortison
Sexualhormone	Azidose (?)
PG E_2 (?)	

Tabelle 7. Wirkung der kalziotropen Hormone auf ihre Zielorgane und die resultierenden Änderungen der Kalzium- und Phosphatkonzentrationen im Plasma

	PTH	Calcitonin	1,25$(OH)_2$ D_3
Knochen			
Neubildung	⊕[1]		
Resorption	⊕	⊖	⊕[2]
Mineralisation			⊕
Dünndarm			
Ca-Resorption	⊕ ⎫		⊕
P-Resorption	⊕ ⎭ 3	?	⊕
Nieren			
Ca-Rückresorption	⊕		
P-Rückresorption	⊖	⊖	?
Plasma			
Ca-Konzentration	↑	↓	↑
P-Konzentration	↓	–	↑

⊕ Förderung ⊖ Hemmung ↑ Anstieg ↓ Abfall
[1,2] dosisabhängig
3 indirekter Effekt über 1,25$(OH)_2$ D_3

Effekt auf die Knochenformation, wobei unter physiologischen Bedingungen die Knochenresorption überwiegt. Calcitonin übt lediglich einen Bremseffekt auf den Resorptionsprozeß des Knochens aus, es ist nicht sicher entschieden, ob dieses Hormon nicht überwiegend unter pathologischen Bedingungen einer erhöhten Knochenre-

Tabelle 8. Einflüsse verschiedener Hormone auf den Knochenan- und Knochenabbau

	Knochen-Anbau	Knochen-Abbau
PTH	↑	↑↑
Calcitonin	–	↓
1,25(OH)$_2$ D$_3$	Mineralis.	↑
Cortisol	↓	↑
Thyroxin	(↑)	↑
Oestrogene	–	↓
Testosteron	–	(↓)
STH	↑	(↑?)

↑ = Förderung   ↓ = Hemmung

sorption oder einer Hyperkalzämie seine Wirkung entfaltet. Während das 1,25 (OH)$_2$D$_3$ im wesentlichen für die Mineralisation der organischen Matrix verantwortlich ist, dürfte in Abhängigkeit von seiner Konzentration mit einer Förderung des Knochenabbaues zu rechnen sein.

Neben diesen sogenannten kalziumregulierenden Hormonen im engeren Sinne haben eine Reihe weiterer Hormone Einflüsse auf die Knochenumbauvorgänge, die ebenfalls in Tabelle 8 aufgeführt sind. Die Bedeutung des Wachstumshormons (STH) für den Skelettaufbau bedarf praktisch keiner weiteren Erörterung. Aus der Pädiatrie sind der hypophysäre Minderwuchs und der durch STH-Überproduktion bedingte Hochwuchs wohl bekannt. Von den in der Tabelle 8 verbleibenden Hormonen der Nebennierenrinde, der Schilddrüse und der Gonaden haben Cortisol und Thyroxin bei Überfunktion dieser Drüsen einen negativen Einfluß auf den Knochenumbau, insbesondere durch eine Steigerung der Knochenresorption. Demgegenüber kann ein Mangel an Östrogen und Testosteron durch den fehlenden Bremseffekt auf die Knochenresorption ebenfalls zu einer negativen Knochenbilanz führen.

Betrachtet man den Knochenumbau von der daraus resultierenden Bilanz her, so ist diese etwa bis zum 35. bis 40. Lebensjahr positiv im Sinne eines kontinuierlichen Skelettaufbaues. Danach beginnt die physiologische Altersatrophie des Skeletts mit negativer Knochenbilanz in dem Sinne, als die Knochenresorption die Knochenformation leicht überschreitet. Beim weiblichen Geschlecht ist für diesen Vorgang das Nachlassen der Östrogenproduktion im Beginn der Menopause von entscheidender Bedeutung und sehr wahrscheinlich der Grund dafür, daß von dieser Phase an der physiologische Knochenverlust der Frauen deutlich größer als der der Männer ist. Dieser Unterschied kommt im wesentlichen im Bereich der Kompakta zur Entfaltung, wo die Männer etwa 3 bis 4% pro Lebensdekade verlieren, während die Frauen im gleichen Zeitraum etwa 9% abbauen. In der Spongiosa dagegen beträgt der physiologische Knochenverlust bei beiden Geschlechtern rund 6 bis 8% pro Dekade.

Neben den genannten Hormonen spielen für den Knochenumbau auch verschiedene Wachstums- und Lokalfaktoren eine Rolle. Von den Wachstumsfaktoren sind die Somatomedine, der epidermale Faktor sowie der Fibroblasten- und der Thrombozytenfaktor zu nennen. Eines der am besten definierten Somatomedine ist der „Insulinlike Growth Factor I" (I.G.F.-I), der sowohl das Knochen- als auch das Knorpelwachstum und die Kollagensynthese stimuliert. Bei den letztgenannten Faktoren liegt die Wirkung in einer Stimulation der Knochenresorption, wahrscheinlich über einen prostaglandinabhängigen Mechanismus. Die Wirkung auf die Kollagensynthese ist dagegen unterschiedlich.

Von den lokal am Knochen wirkenden Faktoren sind die Prostaglandine, insbesondere das Prostaglandin E_2 (PGE_2), sowie der Osteoklasten aktivierende Faktor (OAF) zu nennen, die die Knochenresorption stimulieren und die Kollagensynthese inhibieren. Aus klinischer Sicht sind diese Erkenntnisse vermutlich nicht belanglos, als angenommen wird, daß die genannten Faktoren beispielsweise bei der paraneoplastischen Hyperkalzämie pathogenetisch bedeutungsvoll sind.

Darüber hinaus wurden in den letzten Jahren eine Reihe von Eiweißverbindungen aus Knochengewebe extrahiert, die wahrscheinlich von Osteoblasten gebildet werden und für die Kollagensynthese und die Mineralisation eine Rolle spielen. Zu nennen sind hier das Osteocalcin und das Osteonectin.

Trotz der zahlreichen neueren und hier zum Teil auch angesprochenen Erkenntnisse über die Regulation des Knochenumbaues sei jedoch betont, daß wir von einer befriedigenden Synopsis sicher noch ein ganzes Stück entfernt sind. Wenn die physiologischen und pathologischen Mechanismen dieser Knochenumbauvorgänge in Zukunft eine weitere Klärung erfahren, so kann erwartet werden, daß sich dieses für das Verständnis vieler von uns abgehandelter Osteopathien und für deren Therapie positiv auswirken wird.

1.5 Untersuchungsmethoden

Die abzuhandelnden Untersuchungsmethoden sind als Hinweise zu verstehen, die bei dem osteologischen Krankengut besonders zu beachten sind und die über eine übliche internistische Untersuchung hinausgehen.

Bei der Anamnese ist besonders die Familienanamnese zu berücksichtigen, da ein gewisser Teil von Skeletterkrankungen genetisch bedingt ist. Dies gilt in erster Linie für die konstitutionellen Knochenerkrankungen. Bei der eigenen Anamnese sollte gezielt nach dem Wachstumsverlauf und nach Veränderungen der Körpergröße und des Habitus nach abgeschlossenem Wachstum gefragt werden. Dies betrifft auch evtl. aufgetretene Frakturen und deren Heilungsverlauf. Im Hinblick auf die Bedeutung des Gastrointestinaltraktes, der Nieren und des Endokrinium für den Kalziumphosphat-Stoffwechsel bzw. für die Entwicklung von generalisierten metabolischen und endokrinen Osteopathien sind Erkrankungen dieser Organsysteme – einzeln oder kombiniert – anamnestisch zu bedenken. Bei Verdacht auf eine Grunderkrankung im Bereich des Gastrointestinaltraktes sind oft sehr gezielte Fragen erforderlich, da diesbezügliche diskrete Symptome vom Patienten selten als krankhaft empfunden werden. Die Art der Schmerzbeschwerden gibt oft erste Hinweise auf die zugrundeliegende Knochenerkrankung, wenn die Schmerzen selbst hinsichtlich Lokalisation, Intensität und Dauer sorgfältig analysiert werden. Fehldiagnosen in der täglichen Praxis beruhen nicht selten darauf, daß primäre Gelenkerkrankungen vermutet werden. Die oft grundlegende Bedeutung von Geschlecht und Lebensalter wird deutlich, wenn man z. B. an die Knochentumoren oder an die Osteoporose denkt.

Bei der Beschreibung des körperlichen Befundes ist besonderer Wert auf die Erfassung von Habitusveränderungen zu legen evtl. durch Vergleich mit früheren Photographien und objektiven Größenangaben. Gelegentlich sind es derartige Hinweise von Angehörigen, die den Patienten zum Arztbesuch veranlassen. Neben Lokalbefunden, z. B. im Bereich der Wirbelsäule oder der Extremitäten sind auch Allgemeinsymptome, wie Gangstörungen oder Muskelschwäche für die diagnostischen Überlegungen bedeutungsvoll.

Außer den üblichen internmedizinischen laborchemischen Untersuchungen empfiehlt sich in jedem Fall die Bestimmung von:

Im Serum: Kalzium, anorganischer Phosphor, alkalische Phosphatase, Kreatinin.

Im Urin: Kalzium/d, anorganischer Phosphor/d.

Bei gezielter Fragestellung können erforderlich sein:

Im Serum: Säure-Basenstatus, Isoenzyme der alkalischen Phosphatase, Immunelektrophorese, PTH, 25 (OH) D_3, T_3, T_4, Cortisol, Testosteron.

Im Urin: pH, Kreatinin/d, Hydroxyprolin, Aminosäuren, Östrogene, cAMP.

Sonstiges: Endogene Kreatinin-Clearance, Phosphat-Clearance, renal-tubuläre Phosphatrückresorption (TRP %), Stuhlfett, D-Xylosetest, exogene Kalziumbilanz, Kinetikuntersuchungen mit Kalziumisotopen.

Unerläßlich für die Beurteilung des Skeletts sind konventionelle Röntgenaufnahmen, zunächst der betroffenen Skelettabschnitte. Hier ist es oft von großem Nutzen, wenn bereits vorhandene frühere Röntgenaufnahmen vergleichsweise herangezogen werden. Eine Röntgenuntersuchung des Gesamtskeletts kann erforderlich sein, wenn z. B. herdförmige Veränderungen den Verdacht nahelegen, daß es sich um einen multilokulären Prozeß handelt. In einer derartigen Situation kann eine Skelettszintigraphie hilfreich sein. Gerade für eine bessere Beurteilung von Wirbelveränderungen – z. B. bei der Differentialdiagnose zwischen Osteoporose und osteolytischen Metastasen – ergeben Tomographien gegenüber den Übersichtsaufnahmen weitergehende Informationen.

Auf die verschiedenen qualitativen (z. B. Singh-Index) und quantitativen (z. B. Barnett-Nordin Index) Indices, die im wesentlichen im Rahmen der Osteoporose-Diagnostik ihre Verwendung finden, sei hier nicht näher eingegangen.

Seit ihrer Einführung hat die Skelettszintigraphie in der osteologischen Diagnostik eine zunehmende Bedeutung erlangt. Das gilt vor allem für die Abklärung von lokalisierten Skelettaffektionen. Im Nachweis von Metastasen gilt sie allgemein der konventionellen Röntgendiagnostik als überlegen. Die Computer-Tomographie hat bei den generalisierten Osteopathien wenig Informationswert, während dieses Verfahren bei den lokalisierten Skelettaffektionen, speziell bei Knochentumoren, oft einen erheblich verbesserten Einblick gestattet, das gilt besonders auch für die exakte Lokalisation und Ausdehnung des Geschwulstprozesses.

Mit verschiedenen densitometrischen Verfahren läßt sich der Knochenmineralgehalt peripherer Skelettbezirke oder einzelner Wirbelkörper relativ präzise bestimmen. Derartige Untersuchungen sind weniger für die Diagnose selbst, als vielmehr für die Verlaufsbeobachtungen, speziell unter therapeutischen Gesichtspunkten, bedeutungsvoll.

Die mikroskopische Untersuchung des Knochengewebes erfolgt bei generalisierten Skelettaffektionen in der Regel am Biopsiematerial vom Beckenkamm, speziell um differentialdiagnostische Fragen zu klären und auch Einblick in den Schweregrad der jeweiligen Veränderungen zu gewinnen. Da derartige Beckenkamm-Biopsien bei korrekter Durchführung in Lokalanästhesie praktisch ohne Risiko und ohne Komplikationen sind, kann die Indikation für diesen Eingriff weit gestellt werden. Probeexzisionen im Rahmen der Tumordiagnostik sind in jedem Einzelfall – je nach vorliegendem Befund – sorgfältig zu erwägen, da nach wie vor die Frage der Bedeutung einer möglichen Tumorzellaussaat als Folge dieses Eingriffs nicht sicher übersehbar ist.

2 Endokrine und metabolische Osteopathien

Gegenüber dem im anglo-amerikanischen Schrifttum heute noch üblichen Begriff der „metabolic bone diseases" bevorzugen wir von endokrinen und metabolischen Osteopathien zu sprechen, da uns vom heutigen Standpunkt die Bezeichnung metabolische Osteopathie nicht umfassend genug erscheint. Die endokrinologische Forschung hat inzwischen auf den Gebieten der Nebenschilddrüsen und des Parathormons, sowie des Vitamin D-Stoffwechsels zu der Erkenntnis geführt, daß ein Großteil der „metabolic bone diseases" entweder eine reine endokrine Ätiologie hat, wie etwa der primäre Hyperparathyreoidismus, oder pathophysiologisch vorwiegend endokrin zu definieren ist, wie z. B. die renale Osteopathie. Danach erscheint es uns nur folgerichtig, sowohl von endokrinen (Abb. 12) als

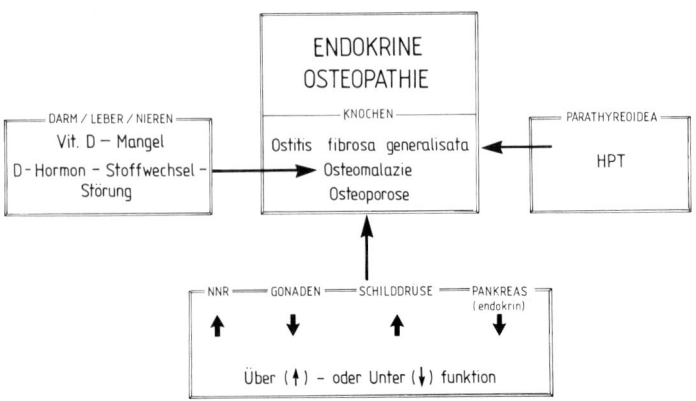

Abb. 12. Ursachen einer endokrinen Osteopathie, deren morphologisches Substrat in Abhängigkeit von der jeweils zugrundeliegenden Störung steht

auch von metabolischen Knochenerkrankungen zu sprechen, wodurch der Begriff der metabolischen Osteopathien auf die nicht endokrinen Krankheitsbilder eingeengt werden sollte. Hier ließe sich beispielsweise der Phosphatdiabetes nennen, solange keine D-Hormonstörung bewiesen ist.

Grundsätzlich handelt es sich bei den hier zur Diskussion stehenden Skeletterkrankungen um generalisierte Veränderungen, die allerdings oft in unterschiedlicher Ausprägung das Stammskelett und die Extremitäten betreffen. In der inneren Medizin haben diese Osteopathien die größte Bedeutung. Das beruht auf der Häufigkeit ihres Vorkommens und auf ihren engen Beziehungen zu anderen Organsystemen, wie dem Endokrinium, den Nieren und dem Gastrointestinaltrakt (Abb. 13). Für die komplizierten Vorgänge zur Regulation der Kalzium-Homöostase und des Knochen-Stoffwechsels sind die genannten Organe bereits unter physiologischen Bedingungen von grundlegender Bedeutung. Primärerkrankungen verschiedener endokriner Drüsen, zahlreiche Störungen oder Krankheiten des Verdauungstraktes, sowie chronische Nierenerkrankungen führen daher zwangsläufig zu Veränderungen des Kalzium- und Knochenstoffwechsels. Sind die vielfältigen Kompensationsmechanismen zwischen diesen Organsystemen erschöpft, entwickeln sich aus den latenten Störungen klinisch manifeste Osteopathien.

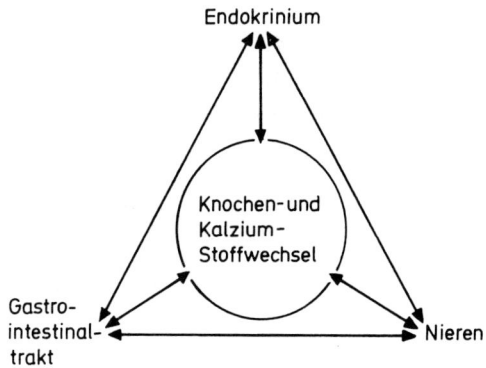

Abb. 13. Die Wechselbeziehungen des Knochen- und Kalziumstoffwechsels zum Endokrinium, zum Gastrointestinaltrakt und den Nieren, die aus diagnostischen und therapeutischen Gründen stets zu bedenken sind

Für die Gliederung dieser generalisierten endokrinen und metabolischen Osteopathien bestehen verschiedene Möglichkeiten. Auf der einen Seite ist es eine pathologisch-anatomische, am Skelettbefund orientierte Einteilung, auf der anderen Seite eine an der Ätiologie ausgerichtete Bezeichnung der Krankheitsbilder. Bei dieser morphologischen oder ätiologischen Differenzierung stehen sich die vielfältigen Ursachen und die relativ einförmigen morphologischen Substrate gegenüber, da das Skelett auf Hormon- und Stoffwechselstörungen relativ begrenzt reagiert. Die zu beobachtenden Veränderungen geben sich in 3 Grundformen zu erkennen, als Osteoporose, als Osteomalazie oder als Ostitis fibrosa generalisata. Hierbei handelt es sich um eine Verminderung der Knochenmasse, um eine Mineralisationsstörung der organischen Knochenmatrix und um einen nebenschilddrüsenbedingten gesteigerten Knochenumbau. In Abhängigkeit von der jeweiligen Pathogenese kommen ebenfalls alle denkbaren Kombinationen der genannten drei Grundformen vor (Abb. 14).

Die gewählte, auf den pathologisch-anatomischen Skelettbefunden basierende Gliederung bietet u. E. die größten Vorteile, da sie didak-

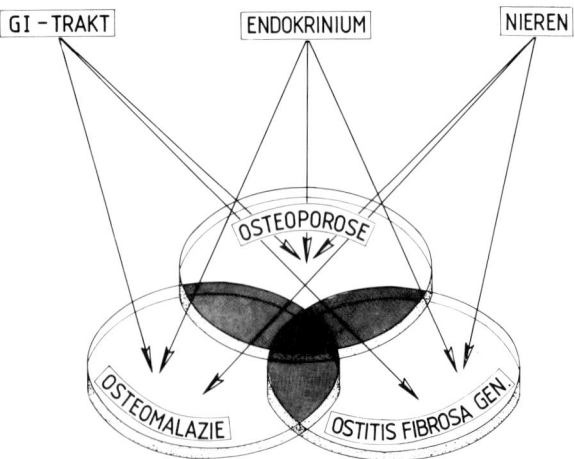

Abb. 14. Grundformen der generalisierten Osteopathien, die einzeln oder kombiniert vorkommen und durch Störungen und Erkrankungen im Bereich von Gastrointestinaltrakt, Endokrinium und Nieren entstehen können

tisch und klinisch leicht zu handhaben ist und da Klinik und Therapie der Skeletterkrankungen wesentlich vom morphologischen Substrat bestimmt werden. Als zusätzliche Einzelkapitel herausgehoben sind aufgrund ihrer Bedeutung lediglich die renale und intestinale Osteopathie. Auf unvermeidbare Überschneidungen wird jeweils hingewiesen.

2.1 Osteoporose

Obwohl sich der Begriff der Osteoporose bereits in Lehrbüchern der pathologischen Anatomie am Anfang des 19. Jahrhunderts findet, ist es erst GUSTAV POMMER gewesen, der Grundlegendes zu diesem Krankheitsbild erarbeitete. Er trifft 1885 zwei auch für die Osteoporose wesentliche Feststellungen:

1. „Daß ebenso wie die Resorption auch die Apposition nach Abschluß des Wachstums der Knochen in den Binnenräumen und an den Oberflächen derselben (physiologisch) fortdauert" und
2. daß das Wesen der Knochenatrophie darin besteht, „daß der durch die lakunäre Resorption bedingte Verlust an Knochensubstanz nur unvollständig durch Apposition ersetzt wird. Diese Verminderung der histogenetischen Energie kann durch allgemeine oder lokale Zustände bedingt sein".

Diese Gedanken entsprechen weitgehend den heutigen Vorstellungen über die Pathogenese der Osteoporose im Sinne eines Ungleichgewichtes zwischen Knochenneubildung und Knochenresorption. Damals wurde bereits erkannt, daß sowohl Lokalfaktoren als auch übergeordnete Störungen ursächlich von Bedeutung sein können.

Die Studien von ALBRIGHT und seinen Mitarbeitern in den 30er und 40er Jahren dieses Jahrhunderts über metabolische Osteopathien sind bis in die jüngste Zeit von großer Bedeutung geblieben. Damals stand die Rolle der Geschlechtshormone im Mittelpunkt der Betrachtung, so daß schon aus dieser Zeit Begriffe, wie die postmenopausische bzw. postklimakterische oder die senile Osteoporose stammen. Die spätere Forschung auf diesem Gebiet war u.a. bestimmt durch quantitative histologische Knochenanalysen und durch Untersuchungen von Faktoren, welche Einfluß auf die Knochenumbauvorgänge unter physiologischen und pathologischen Bedingungen nehmen. Die heutigen Ansätze des therapeutischen Vorgehens basieren im wesentlichen auf den in den letzten Jahren erworbenen Erkenntnissen.

2.1.1 Definition

Die Osteoporose ist pathologisch-anatomisch definiert als ein Krankheitsbild, bei dem eine Verminderung der Knochenmasse gegenüber der alters- und geschlechtsentsprechenden Norm vorliegt.

Diese Definition grenzt die Osteoporose eindeutig von dem physiologischen Knochenverlust mit zunehmendem Lebensalter ab und charakterisiert sie als einen pathologischen, d.h. krankhaften Zustand. Dabei ist zu bedenken, daß derartige Fälle einige Zeit symptomlos verlaufen oder sogar in diesem Latenzstadium bleiben können. Der Osteoporose-Begriff wird leider nicht immer streng entsprechend der Definition gebraucht. Häufig wird im höheren Le-

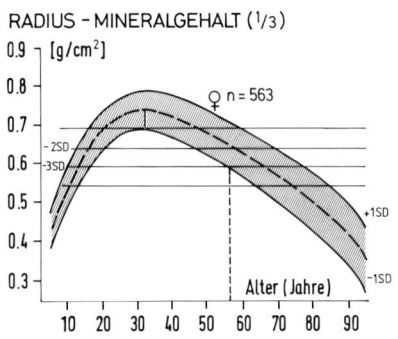

Abb. 15. Die Abhängigkeit des Knochenmineralgehaltes vom Lebensalter bei gesunden Frauen (n = 563), gemessen am Radius mittels ^{125}Jod- Photonen-Absorption. Die schraffierte Fläche stellt den Bereich plus/minus einer Standardabweichung vom Mittelwert dar. Minus 3 Standardabweichungen, bezogen auf das Kurvenmaximum, können von gesunden Frauen bereits mit dem 57. Lebensjahr erreicht werden. Bezüglich der Osteoporose-Definition siehe Text

bensalter bei physiologischer Reduktion der Knochenmasse – z. B. bei der Interpretation von Röntgenbildern – bereits von einer Osteoporose gesprochen, obwohl es sich lediglich um eine Altersatrophie handelt. Auch werden Begriffe wie physiologische und pathologische Osteoporose benutzt, die nach der von uns gegebenen Definition eine contradictio in adjecto sind. Einige Autoren stellen die Diagnose einer Osteoporose erst, wenn bereits mindestens eine Wirbelkörperfraktur aufgetreten ist oder wenn die Knochenmasse unter ein Niveau von drei Standardabweichungen der maximalen physiologischen Knochenmasse – die zwischen dem 35. und 40. Lebensjahr vorliegt – abgesunken ist. Der Nachteil einer derartigen Definition besteht darin, daß auf diese Weise ältere Patienten auch mit einer noch physiologischen Knochenmasse bereits als Osteoporosen angesprochen werden (Abb. 15).

2.1.2 Vorkommen und Häufigkeit

Es dürfte kein Zweifel darüber bestehen, daß die Osteoporose die häufigste generalisierte Knochenerkrankung ist, die sich vorwiegend in der 2. Lebenshälfte manifestiert und die das weibliche Geschlecht bevorzugt. Genaue Zahlenangaben über die Morbidität liegen nicht vor. Schätzungen dieser Art sind mit größter Zurückhaltung zu betrachten, da die objektiven Befunde und die zugrunde gelegte Definition der Osteoporose sehr unterschiedlich sein können. Wenn in der Bundesrepublik Deutschland von rund 12 Millionen Osteoporose-Fällen gesprochen wurde, von denen 9 Millionen eine sogenannte physiologische Osteoporose, d. h. nichts anderes als eine ihrem Alter und Geschlecht entsprechende physiologische Abnahme der Knochenmasse bieten, so zeigen bereits diese Angaben die unterschiedliche Handhabung des Osteoporose-Begriffs. Nach röntgenologischen Untersuchungen wird die Osteoporose-Frequenz für Europa und Amerika mit 6%, für Israel mit 8%, sowie für Asien und Afrika mit 12,8% angegeben. Auf die Bundesrepublik Deutschland übertragen würde dies bedeuten, daß etwa 3,5 Millionen Einwohner eine klinisch manifeste Osteoporose bieten. Allein die Tatsache, daß die Osteoporose-Diagnose sicher nicht nur röntgenologisch zu stellen ist, beleuchtet die Problematik derartiger Zahlen.

2.1.3 Pathogenese

Alle Formen der generalisierten Osteoporose bieten eine einheitliche Pathogenese. Diese ist charakterisiert durch eine pathologisch-negative Knochenbilanz infolge eines gestörten Verhältnisses zwischen Knochenresorption und Knochenformation. In Abb. 16 sind 5 theoretische Möglichkeiten einer negativen Knochenbilanz aufgeführt, die vom verminderten bis zum erhöhten Knochenumsatz reichen:

1. Stark verminderte bis fehlende Formation bei nur leicht verminderter Resorption
2. Verminderte Formation bei normaler Resorption
3. Verminderte Formation bei erhöhter Resorption
4. Normale Formation bei erhöhter Resorption und
5. Leicht erhöhte Formation bei stark erhöhter Resorption

Nach eigenen Erfahrungen ist bei der primären Osteoporose am häufigsten die Konstellation 2 mit verminderter Formation bei nor-

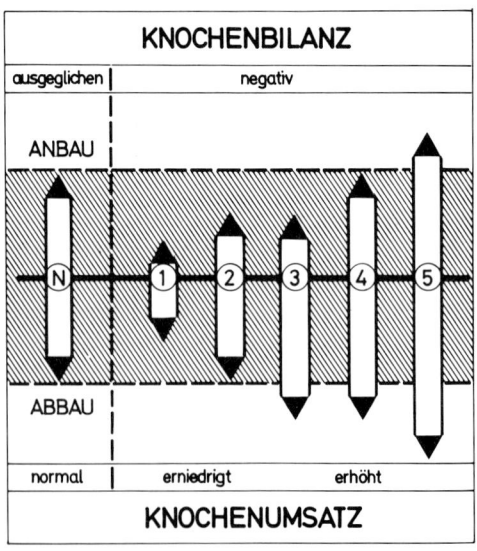

Abb. 16. Die fünf Möglichkeiten einer negativen Knochenbilanz als Folge eines gestörten Verhältnisses von Knochenan- und -abbau, wobei sich der Knochenumsatz zwischen erniedrigt und erhöht bewegen kann

maler Resorption anzutreffen, sofern zur Zeit der Untersuchung überhaupt eine negative Knochenbilanz vorlag. Die anderen Möglichkeiten kommen bei der primären Osteoporose seltener vor, während die Möglichkeit 5 mit erhöhtem Knochenumbau von uns lediglich bei sekundären Osteoporose-Formen nachgewiesen werden konnte.

Der Knochenumbau bei den sekundären Osteoporosen richtet sich nach dem zugrunde liegenden Krankheitsprozeß und ist für bestimmte sekundäre Osteoporose-Formen mehr oder minder typisch. Auf diesen Punkt werden wir zurückkommen.

2.1.4 Einteilung und Ätiologie

Die Osteoporose läßt sich in generalisierte und lokalisierte Formen einteilen, deren Ätiologie bekannt oder unbekannt ist (Tabelle 9). Osteoporosen mit unbekannter Ätiologie werden als primär oder als idiopathisch bezeichnet, während sich die sekundären Osteoporosen auf ein bekanntes Grundleiden zurückführen lassen. Ob es eine lokalisierte primäre Osteoporose gibt, ist nicht geklärt. Bei der sogenannten postmenopausischen, postklimakterischen, präsenilen und senilen Osteoporose handelt es sich um primäre Osteoporoseformen. Die benutzten Adjektive kennzeichnen lediglich den Zeitpunkt ihrer Diagnostik bzw. Manifestation. Der Begriff der senilen Osteoporose wird häufig für noch physiologische Veränderungen der Knochenmasse im höheren Lebensalter gebraucht, weil in dieser Phase die Differenzierung gegenüber den bereits pathologischen Prozessen besonders schwierig sein kann. Die juvenile Osteoporose unterscheidet sich in Klinik und Verlauf gegenüber den übrigen primären Osteoporosen in mehrfacher Beziehung, so daß es durchaus berechtigt erscheint, sie als eine Sonderform abzugrenzen.

Die lokalisierte sekundäre Osteoporose wird zwar immer wieder als Befund beschrieben, ohne daß diesem oft eine nennenswerte klinische Bedeutung zukommt. Als Grunderkrankung sind zu nennen: eine länger dauernde Immobilisation, das Sudeck-Syndrom, rheumatische Erkrankungen, Kollagenosen, Erkrankungen des Knochenmarks und osteoklastische Skelettmetastasen.

Tabelle 9. Einteilung der generalisierten und lokalisierten Osteoporose in primäre und sekundäre Formen (nach KUHLENCORDT, F., KRUSE, H.-P. 1980)

I. Generalisierte Osteoporose
  A. Primäre (syn. idiopathische) Osteoporose
     (juvenile, postmenopausische, postklimakterische, präsenile und senile Osteoporose)
  B. Sekundäre Osteoporose
     1. Endokrin
     2. Gastrointestinal
     3. Alimentär
     4. Metabolisch
     5. Renal
     6. Genetisch
     7. Medikamentös
     8. Immobilisation

II. Lokalisierte Osteoporose
  A. Primäre Osteoporose (?)
  B. Sekundäre Osteoporose
     1. Immobilisation
     2. Sudeck-Syndrom
     3. Entzündlicher Rheumatismus
     4. Kollagenosen
     5. Knochenmarkserkrankungen
     6. Osteoklastische Skelettmetastasen

Über die Ätiologie der primären Osteoporose sind in der Vergangenheit vielerlei Überlegungen angestellt worden. Im folgenden seien verschiedene uns am wichtigsten erscheinende Hypothesen bzw. Theorien näher betrachtet (Tabelle 10).

Bereits in den dreißiger und vierziger Jahren haben ALBRIGHT u. Mitarb. sehr differenzierte Vorstellungen über die Ursache der Osteoporose entwickelt. Sie unterschieden zwischen Osteoblastenstörungen, Störungen der Knochenmatrix sowie unbekannten Ursachen, denen auch die idiopathische Osteoporose zugeordnet wurde. Diese Einteilung basierte auf der Vorstellung, daß der Osteoporose entweder eine mangelnde Knochenneubildung bei praktisch normaler Knochenresorption oder ein Mangel an Bausteinen für die organische Knochenmatrix zugrunde liegt. Diese sogenannte Matrixtheorie hat sehr lange das Denken auch in Europa bestimmt. Frühere Ansichten über den Kalziummangel als Osteoporose-Ursa-

Tabelle 10. Die in den letzten Jahrzehnten diskutierten Hypothesen der Ätiologie der primären Osteoporose

1. Osteoblasten-Insuffizienz
2. Eiweiß-(Matrix-)Mangel
3. Kalzium-Mangel
4. Oestrogen-Mangel
5. Erhöhte PTH-Konzentration
6. Heparin-Wirkung
7. Gefäß- und/oder Durchblutungsfaktor
8. Folge eines früheren Osteoporose-Schubes

che wurden um 1960 von NORDIN wieder aufgegriffen. Die Osteoporose sollte danach Folge und nicht etwa Ursache einer negativen Kalziumbilanz sein. Aus heutiger Sicht haben diese sogenannte Matrix- und Kalziummangel-Theorie ihre Berechtigung nur im Rahmen der Pathogenese bestimmter sekundärer Osteoporoseformen und erklären nicht die Ätiologie der primären Osteoporose.

In jüngerer Zeit wurden eine Reihe anderer Faktoren diskutiert, hierzu gehören die Rolle der Östrogene in ihrer Beziehung zum PTH und CT, das Parathormon selbst, die Mastzellen im Knochenmark oder eine Knochenmarksatrophie mit Atrophie der Gefäße sowie eine verminderte Blutzirkulation im Skelett mit Reduktion der Muskelkraft. Im einzelnen können die aufgeführten Faktoren unseres Erachtens eine Teilkomponente der Ätiologie der primären Osteoporose bilden, erklären aber generell nicht das Problem der primären Osteoporose. Auf unsere eigene Vorstellung, daß die primäre Osteoporose vielfach auf eine frühere, nicht erfaßte andere Organerkrankung zurückzuführen ist, und somit in Wirklichkeit eine sekundäre Osteoporose darstellt, werden wir noch eingehend zu sprechen kommen. Überspitzt formuliert haben wir uns gefragt, ob es überhaupt eine primäre Osteoporose gibt und diese nicht stets Folge von einzelnen oder mehreren Ursachen ist, die zum Zeitpunkt der Diagnosestellung einer primären Osteoporose allerdings nicht mehr zu erkennen sind.

2.1.5 Klinik

Solange eine Osteoporose noch zu keinen Einbrüchen von Deck- und Abschlußplatten von Wirbelkörpern, zu keinen Wirbelkörperkompressionen oder zu Spontanfrakturen des Extremitätenskeletts geführt hat, verläuft dieses Krankheitsbild praktisch symptomlos. Häufiger Anlaß zu Röntgenuntersuchungen der Wirbelsäule sind Kreuz- und Rückenschmerzen. Eine erhöhte Strahlentransparenz alleine ist in diesen Fällen für die Verdachtsdiagnose einer Osteoporo-

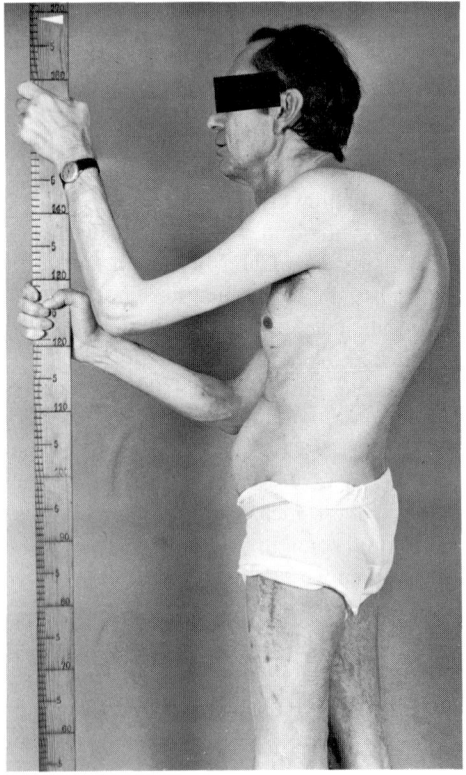

Abb. 17. 49jähriger Mann mit hochgradiger primärer Osteoporose. Abnahme der Körpergröße um 17 cm auf 169 cm mit Ausbildung von Rundrücken und Prominenz des Abdomens

se und zur Erklärung der geklagten Beschwerden nicht ausreichend, so daß andere Skelettprozesse ausgeschlossen werden müssen. Besonders beim älteren Menschen läßt ein Rundrücken den Verdacht einer Osteoporose aufkommen. Dabei stützen Angaben über eine Abnahme der Körpergröße und über belastungsabhängige Schmerzen im Brustkorb und Wirbelsäulenbereich diese Vermutungsdiagnose. Mit der Ausbildung eines Rundrückens und der Abnahme der Körpergröße kommt es zur Prominenz des Abdomens (Abb. 17) und einer Hautfaltenbildung im Taillenbereich (Abb. 18). In fortgeschrittenen Fällen kann der untere Rippenbogen den Beckenkamm erreichen, so daß die Verkürzung des Stammskeletts oft eindrucks-

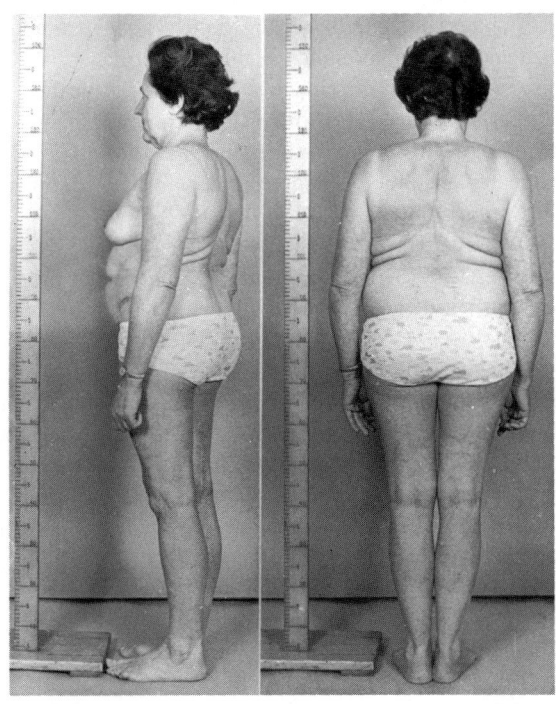

Abb. 18. 55jährige Frau mit primärer Osteoporose, die trotz erheblicher Stammverkürzung (−11 cm) keine nennenswerte Brustwirbelsäulen-Kyphose entwickelte. Die komprimierten Wirbel boten praktisch keine Keilform

voll ist. Akute, oft erhebliche Schmerzen im Wirbelsäulengebiet, die zur vorübergehenden Immobilisation führen können, sind in der Regel durch Kompressionen von Wirbelkörpern bedingt. Anamnestisch geht diesem Ereignis vielfach eine stärkere körperliche Belastung, wie z. B. schweres Heben, voraus. Treten neurologische Komplikationen in Form eines beginnenden Querschnittssyndroms auf, so muß mit großer Wahrscheinlichkeit ein neoplastischer Prozeß im betroffenen Wirbelkörper angenommen werden. Die Osteoporose wäre dann sekundärer Natur, z. B. bei einem Plasmozytom oder einer Wirbelkörpermetastase. Während Spontanfrakturen einzelner Rippen schon im Beginn der klinischen Osteoporose-Manifestation vorkommen, zählen pathologische Frakturen der Extremitäten, insbesondere von Radius und Oberschenkelhals, gewöhnlich zu den späteren Komplikationen. Unter unausgewählten Fällen mit Schenkelhalsfraktur sollen sich rund viermal so häufig Osteoporosen im Vergleich zu einem alters- und geschlechtsentsprechenden Kollektiv finden. Eine Sonderstellung nimmt die juvenile Osteoporose ein, die in der Wachstumsphase zur Entwicklung kommt und im allgemeinen ohne besondere therapeutische Maßnahmen zu einer Restitutio ad integrum führt.

Osteoporosen bei relativ jungen Menschen, allerdings überwiegend Männern zwischen dem 20. und 40. Lebensjahr, zeigen gelegentlich einen besonders schweren progredienten Verlauf. Dabei treten fischwirbelartige Veränderungen der Wirbelkörper auf, ohne daß entsprechend starke Beschwerden geklagt werden. Obwohl histologisch reine Osteoporosen nachzuweisen sind, imponiert der Röntgenbefund und das klinische Bild eher im Sinne einer Osteomalazie. Im Rahmen dieser Krankheitsgruppe erlebten wir einen Todesfall durch zunehmende kardiorespiratorische Insuffizienz als Folge der Skelettdeformierung. Bislang sind diese Fälle in pathogenetischer und ätiologischer Beziehung ungeklärt.

2.1.6 Primäre Osteoporose

2.1.6.1 Biochemische und knochenhistologische Befunde

Bei der primären Osteoporose lassen sich keine charakteristischen Abweichungen der Laboratoriumsbefunde von der Norm erheben, speziell von Kalzium, anorganischem Phosphor und alkalischer Serumphosphatase. Diesen biochemischen Befunden bei der primären Osteoporose kommt überwiegend eine differentialdiagnostische Bedeutung zu, da die Diagnose dieser Form erst nach Ausschluß bekannter möglicher Grunderkrankungen einer sekundären Osteoporose gestellt wird.

Von verschiedenen Autoren werden bei Frauen nach der Menopause innerhalb des Normbereiches ansteigende Serumkalziumwerte beschrieben, die über eine zunehmende Knochenresorption erklärt werden. Erhöhungen der alkalischen Serumphosphatase sind bei der primären Osteoporose nur zu erwarten, wenn Frakturheilungsprozesse an Wirbelkörpern oder Extremitäten vorliegen. Zu bedenken ist, daß die üblicherweise bestimmte Aktivität sich vorwiegend aus den Isoenzymen der Phosphatasen von Dünndarm, Leber und Knochen zusammensetzt. Gelegentlich kann es erforderlich sein, eine unklare Erhöhung der alkalischen Phosphatase durch Isoenzymbestimmungen zu differenzieren. Zwischen der Aktivität der alkalischen Serumphosphatase und den Parametern des Knochenanbaues bestehen gute Korrelationen sowohl hinsichtlich histomorphometrischer als auch kalziumkinetischer Daten. Solange sich die alkalischen Serumphosphatasewerte im Normbereich bewegen sind allerdings keine sicheren Rückschlüsse auf die Knochenneubildung zu ziehen, da unter Normalverhältnissen nur ein geringer Anteil der Phosphataseaktivität auf das Knochenisoenzym zu beziehen ist.

In der Regel liegt bei der primären Osteoporose eine normale renale Kalziumausscheidung vor. Abweichungen im Sinne einer Hyper- oder Hypokalzurie müssen den Verdacht auf eine sekundäre Osteoporose lenken, deren Ursache abzuklären ist. Darüberhinaus ist auch die idiopathische Hyperkalzurie abzugrenzen, die besonders bei jüngeren Männern zur Beobachtung kommt und offenbar in einem Zusammenhang mit einer erhöhten intestinalen Kalziumresorption oder mit einer nur renalen Störung zu sehen ist.

Die Knochenhistologie des Beckenkammes zeigt bei der primären Osteoporose – entsprechend der Definition – eine Reduktion der volumetrischen Dichte der Spongiosa, d.h. der Knochenmasse (Abb. 19). Im höheren Lebensalter treten allerdings zunehmend Überschneidungen mit dem physiologischen Bereich auf. Der Knochenumbau bei der primären Osteoporose kann sehr variabel sein.

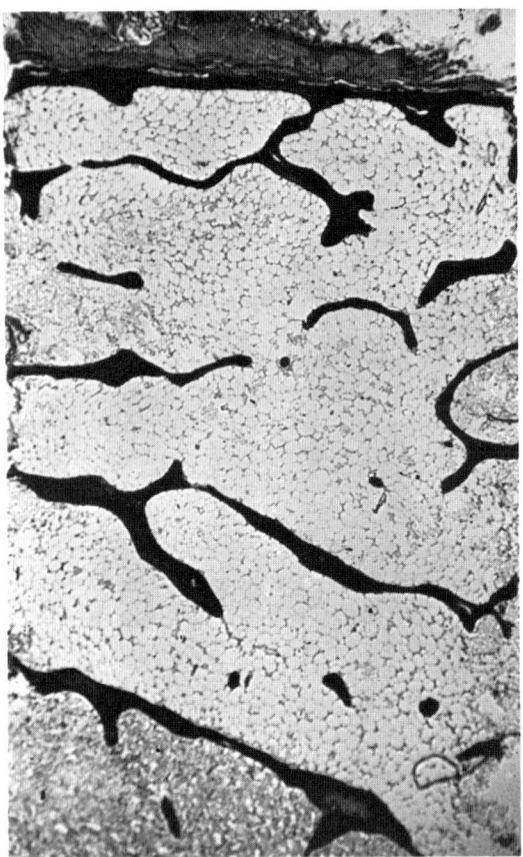

Abb. 19. Knochenhistologie der Beckenkammbiopsie einer 66jährigen Frau mit primärer Osteoporose. Schmale Kompakta und hochgradig rarefizierte Spongiosa, im Markraum überwiegend Fettmark

Durchschnittlich liegen die entsprechenden Parameter im unteren Normbereich. Nach eigenen Untersuchungen fand sich zum Zeitpunkt der Diagnosestellung der Osteoporose nur in rund 25 Prozent der Fälle eine negative Knochenbilanz, wie sie sich aus Knochenformation und Knochenresorption ergibt (Tabelle 11). Am häufigsten lag dabei eine verminderte Knochenneubildung bei normaler Kno-

Tabelle 11. Histomorphometrisch ermittelte Knochenbilanz von 108 unbehandelten Fällen mit primärer Osteoporose. Nur rund ¼ der Fälle zeigte zum Zeitpunkt der Diagnosestellung eine negative Knochenbilanz (nach KRUSE 1978)

Bilanz	Frauen (n = 62)	Männer (n = 46)	Frauen und Männer (n = 108)
Negativ	24,2%	28,3%	25,9%
Ausgeglichen	41,8%	54,3%	47,3%
Positiv	34,0%	17,4%	26,8%

chenresorption vor. In rund 50% der Fälle konnte ein ausgeglichener Knochenumbau beobachtet werden, während die übrigen 25% sogar eine positive Knochenbilanz erkennen ließen. Letztere war ebenso häufig durch eine gesteigerte Formation, wie durch eine verminderte Resorption bedingt. Diese Befunde werden im Rahmen des Krankheitsverlaufs interpretiert.

Neben der Beurteilung von Schweregrad und Aktivität des Knochenprozesses – entsprechend den Befunden von Spongiosadichte als Maß für die Knochenmasse und des Knochenumbaus der Beckenkammspongiosa – erlaubt der knochenhistologische Befund eine sichere Abgrenzung gegenüber anderen generalisierten Osteopathien, die oft durch die erhöhte Strahlentransparenz fälschlicherweise röntgenologisch als Osteoporose angesprochen werden.

2.1.7 Sekundäre Osteoporose

In Tabelle 12 sind die verschiedenen Ursachen aufgeführt, die zu einer sekundären Osteoporose führen können. Bei den genannten Störungen bzw. Krankheitsbildern tritt die Osteoporose fakultativ auf und ist vielfach nur eines von vielen Symptomen. Im Gegensatz zur primären Osteoporose sind auch Mischformen von Osteopathien anzutreffen, die eine Osteomalazie- oder eine Ostitis fibrosa-Komponente aufweisen (s. Abb. 14). Aus diesen Gründen erscheint es ratsam, die relativ komplexen Krankheitsbilder der renalen (S. 109) und intestinalen (S. 112) Osteopathie gesondert darzustellen.

Tabelle 12. Zusammenfassung der wichtigsten Erkrankungen, die eine sekundäre Osteoporose hervorrufen können

1. Endokrin
    z.B. Hyperthyreose, Cushing-Syndrom, Hypogonadismus
2. Gastrointestinal
    z.B. nach Gastrektomie und Dünndarmresektion; bei Dünndarm-, Leber-,
    Gallenwegs- und Pankreaserkrankungen
3. Alimentär
    z.B. Mangel- bzw. Fehlernährung
4. Metabolisch
    z.B. Diabetes mellitus, Laktasemangel
5. Renal
    z.B. glomeruläre und tubuläre Insuffizienz
6. Genetisch
    Osteogenesis imperfecta
7. Iatrogen
    z.B. Cortison- und Heparintherapie
8. Immobilisation

Bei den sekundären Osteoporosen sollen im folgenden die Besonderheiten der einzelnen Formen herausgestellt werden, zu denen auch die von der Grundstörung abhängigen biochemischen Befunde gehören.

2.1.7.1 Endokrine, sekundäre Osteoporose

Morbus Cushing/Corticosteroid-Behandlung. Die Häufigkeit einer sekundären Osteoporose bei Nebennierenrindenüberfunktion wird in der Literatur mit über 50% angegeben. Schweregrad und Frequenz der Skelettveränderungen stehen sicher in Beziehung zur Dauer und Aktivität des Krankheitsprozesses. Bei exogener Hormonzufuhr gelten etwa 15 mg Prednisolon bzw. äquivalente Dosen anderer Steroide als Grenzwert für die Erzeugung einer pathologisch negativen Knochenbilanz. Pathogenetisch findet sich bei dieser Osteoporoseform am häufigsten eine verminderte Knochenneubildung mit gestörter Matrixproduktion bei gesteigerter osteoklastärer Resorption (s. Abb. 16, Nr. 3). In fortgeschrittenen Fällen oder unter hochdosierter Corticosteroidzufuhr scheint die osteoklastäre Resorption bei fortbestehender Depression der Knochenformation mit der Zeit rückläufig. Der genaue Angriffspunkt der Corticosteroide an den Knochenzellen ist nicht sicher geklärt. Neben dieser direkten Wirkung auf die Knochenzellen hemmen die Corticosteroide die intestinale Kalziumresorption und die renale tubuläre Kalziumrückresorption. Die dadurch bestehende Tendenz zur Hypokalzämie fördert über den Rückkoppelungsmechanismus mit den Nebenschilddrüsen die osteoklastische Resorption.

Klinisch imponiert der praktisch gleichzeitige Befall von Achsenskelett und Skelettperipherie, so daß oft frühzeitig Spontanfrakturen der Extremitäten und Rippen beobachtet werden, die gelegentlich erste Hinweise auf den Skelettprozeß geben. Bei sonst ungestörter Frakturheilung kommen z. T. überschießende Kallusbildungen vor. Auch aseptische Knochennekrosen, besonders von Femur- und Humeruskopf finden sich gehäuft in diesem Zusammenhang. Im Rahmen der Differenzierung der verschiedenen Osteoporoseformen geben derartige Befunde wichtige Hinweise auf die zugrunde liegende Störung. Die auf das Skelett zu beziehende Biochemie ist ebenso uncharakteristisch, wie bei der primären Osteoporose, allerdings kommen häufiger erhöhte renale Hydroxyprolinausscheidungen vor.

Hyperthyreose. Unter der Vielzahl möglicher Komplikationen einer länger dauernden Hyperthyreose ist auch die Skelettaffektion im Sinne einer Osteoporose zu nennen. Gelegentlich sind hier mikroskopisch auch Mischbilder anzutreffen, die eine Fibroosteoklasie und Mineralisationsstörungen aufweisen. Pathogenetisch liegt der Osteoporose ein gesteigerter Knochenumbau zugrunde, der wahrscheinlich in erster Linie durch eine direkte Hormonwirkung zustande kommt. Dabei überwiegt die Knochenresorption, so daß eine negative Knochenbilanz resultiert (s. Abb. 16, Nr. 5). Bei ausgeprägten Krankheitsbildern ist eine periosteozytäre Osteolyse nicht selten. Die Serumkalziumwerte tendieren nach oben, in Einzelfällen finden sich Hyperkalzämien und Hyperkalzurien. Da gleichzeitig die intestinale Kalziumresorption reduziert und die endogene fäkale Kalziumausscheidung erhöht ist, dürfte die Hyperkalzämie vorzugsweise durch den Skelettabbau erklärbar sein.

Hyperparathyreoidismus (s. S. 61). Beim Hyperparathyreoidismus liegt typischerweise eine Ostitis fibrosa generalisata vor. Dabei kann es zu einer Verminderung der Knochenmasse im Sinne der Osteoporosedefinition kommen, die jedoch in diesem Zusammenhang lediglich eine Osteopenie und keine echte Osteoporose ist.

Hypogonadismus. Bei der Diskussion über den Einfluß der Geschlechtshormone auf den Knochenstoffwechsel sind die beiden folgenden Punkte zu beachten:

1. Es ist unbestritten, daß der absinkende Oestrogenspiegel in der Menopause einen Einfluß auf den physiologischen Knochenverlust hat. Dies bedeutet jedoch keineswegs, daß der sogenannten postmenopausischen Osteoporose ursächlich ein Oestrogenmangel zugrunde liegt.
2. Andere Verhältnisse bieten pathologische Geschlechtshormonmangel-Situationen, wie z. B. Kastration oder Hypogonadismus anderer Genese.

Beim physiologischen Knochenverlust mit zunehmendem Lebensalter (s. S. 21 u. 30) wird angenommen, daß der nachlassende Bremseffekt der Oestrogene auf das Parathormon zu einer gesteigerten Knochenresorption führt. Daneben wird in diesem Zusammenhang auch eine Wechselwirkung von Östrogenen und D-Hormonen diskutiert. Ein ähnlicher Mechanismus wäre bei der sekundären Osteoporose beim Hypogonadismus denkbar, obwohl vielfach niedrige Knochenumbauprozesse vorliegen (s. Abb. 16, Nr. 1). Es dürfte von wesentlicher Bedeutung sein, in welcher Lebensphase diese Hormonmangel-Situation auftritt. Ereignet sich dies vor dem 30. Lebensjahr, so wird das zu erwartende Maximum an aufgebauter Knochensubstanz wahrscheinlich nicht mehr erreicht. Die Osteoporose wird sich dann viel später manifestieren, wenn im höheren Lebensalter die physiologische Skelettatrophie hinzukommt.

2.1.7.2 Gastrointestinale Störungen und Erkrankungen (s. S. 112)

2.1.7.3 Metabolische Störungen

Diabetes mellitus. Beim Diabetes mellitus können mannigfaltige lokalisierte und generalisierte Skelettaffektionen beobachtet werden, die vielfach in einer ursächlichen Beziehung zu den diabetischen Spätkomplikationen stehen. Als Beispiel sei die Entwicklung einer renalen Osteodystrophie infolge einer Niereninsuffizienz durch eine Nephropathia diabetica erwähnt. Dieses Beispiel ließe sich durch zahlreiche andere vermehren, so daß lange Zeit die Frage offen blieb, ob es auch eine nicht durch derartige Komplikationen bedingte, nur auf die diabetische Stoffwechsellage zu beziehende Osteopathia diabetica gibt. Diese Frage ist heute wohl zu bejahen, allerdings sind klinisch relevante derartige Osteopathien eher selten. Nach eigenen Untersuchungen weisen langjährige insulinpflichtige Diabetiker – ohne sonstige Spätkomplikationen – durchschnittlich Knochenmineralverluste von rund 12% auf. Histologisch liegt diesen Fällen eine Osteoporose mit niedrigem Knochenumbau zugrunde.

Laktasemangel. Die kongenitale oder erworbene Laktosemalabsorption gehört zu den Disaccharid-Malabsorptionssyndromen bei intestinalen Enzymopathien. Eine Laktoseintoleranz beim Erwachsenen ist in ihrer Häufigkeit größeren geographischen Schwankungen unterworfen und soll teilweise in über 10% der Bevölkerung auftreten. Eine Osteoporose-Entwicklung bei diesen Fällen wird entweder auf eine verminderte orale Kalziumzufuhr durch das Vermeiden von Milch und Milchprodukten oder auf eine gestörte intestinale Kalziumresorption bezogen. Durch einen Laktose-Toleranztest läßt sich in Zweifelsfällen die Situation abklären.

Vitamin C-Mangel, Alkoholismus, Rauchen. Als weitere metabolische Ursachen einer sekundären Osteoporose werden ein Vitamin C-Mangel, der Alkoholismus und das Rauchen diskutiert. Die Zusammenhänge erscheinen bislang jedoch nicht überzeugend, so daß wir auf weitere Ausführungen in diesem Rahmen verzichten möchten.

2.1.7.4 Renale Erkrankungen (s. S. 109)

2.1.7.5 Genetische Störung

Osteogenesis imperfecta (siehe Kapitel konstitutionelle Knochenerkrankungen, S. 132).

2.1.7.6 Medikamentös bedingte Osteoporose

Corticosteroide. Eine der häufigsten medikamentös bedingten Formen einer sekundären Osteoporose ist die sog. Cortison-Osteoporose. Klinisch und pathophysiologisch bestehen keine prinzipiellen Unterschiede zur Osteoporose beim M. Cushing (s. S. 42). Bei vitaler Indikation für eine derartige Therapie muß eine mögliche Osteoporose-Entwicklung in Kauf genommen werden. Der Wert der unter diesen Umständen empfohlenen prophylaktischen Gaben von Natrium-Fluorid oder Anabolika hängt wesentlich von der täglichen Corticosteroid-Dosis ab.

Heparin. Die Osteoporose-Entwicklung unter einer Heparin-Therapie, die möglicherweise erst durch einen weiteren Faktor in Gang gesetzt wird, beruht wahrscheinlich auf einer negativen Knochenbilanz durch eine erhöhte osteoklastäre Resorption. Über Dauer und Dosis einer Heparin-Behandlung, die zu dieser Komplikation führt, liegen keine präzisen Angaben vor.

Hemmung der intestinalen Kalziumresorption. Theoretisch vorstellbar ist eine Osteoporose-Entwicklung durch eine intestinale Resorptionshemmung von Kalzium. Ursächlich in Frage kommen z. B. Natrium-Zellulosephosphat oder Phytate. Sinkt die intestinale Kalzium-Resorption unter 150–200 mg täglich, so kann bei fortbestehender fäkaler Kalzium-Ausscheidung eine negative Kalzium-Bilanz resultieren. Langfristig müßte mit einer Mineral-Freisetzung aus dem Skelett gerechnet werden, da dieses dann als Depot-Organ in Anspruch genommen wird.

2.1.7.7 Immobilisation

Seit langer Zeit ist bekannt, daß durch eine Immobilisation eine negative Kalzium-Bilanz erzeugt werden kann. Aus einer gesteigerten Knochenresorption resultiert eine negative Knochenbilanz, die zur Verminderung der Knochenmasse und damit zur Osteoporose führt. Als Kliniker erscheint die Frage berechtigt, welche Bedeutung einer derartigen Immobilisations-Osteoporose zukommt. Eine vorübergehende Immobilisierung in Form strenger Bettruhe erzeugt innerhalb von etwa 14 Tagen eine negative Kalzium-Bilanz von rd. 150 mg täglich. Dieser Verlust kann natürlich – selbst in einigen Monaten – keine klinisch manifeste Osteoporose erzeugen. Zu beachten ist dieser Mechanismus jedoch bei vorgeschädigtem Skelett, dessen Skelettmasse schon ohne Immobilisation nahe der Frakturgrenze liegt. Bei einer zwangsweise permanenten Ruhigstellung des Körpers oder einzelner Extremitäten, z. B. durch Paresen, ist der Verlust an Knochenmasse praktisch ohne Bedeutung, da auch künftig nicht mehr mit einer körperlichen Belastung gerechnet werden muß.

Von mehr theoretischem Interesse sind Untersuchungen an Astronauten, bei denen die Schwerelosigkeit – ähnlich wie eine Immobilisierung – zu einer Hyperkalzurie und negativer Kalzium-Bilanz führen kann.

2.1.8 Diagnose und Differentialdiagnose

Theoretisch wäre es ideal, wenn von der Osteoporose-Definition ausgehend die Knochenmasse direkt bestimmt werden könnte. Diese müßte dann in Beziehung zu Alter, Geschlecht, Rasse und Konstitution der betreffenden Person gesetzt werden. Da dies bislang nicht möglich ist, ist man in der Diagnostik der Osteoporose auf indirekte Verfahren angewiesen, die neben dem klinischen Befund im wesentlichen radiologischer und knochenhistologischer Art sind.

Die geschilderten klinischen Befunde sind weitgehend uncharakteristisch und erlauben auch keine sichere Abgrenzung gegenüber anderen generalisierten Osteopathien. Im allgemeinen leitet die Schmerzbeschwerde bei älteren Frauen wesentlich eher zur Osteoporose-Diagnose als bei jüngeren Personen. Neben dem breiten Spektrum der degenerativen Wirbelsäulen-Veränderungen sind häufiger auch weichteilrheumatische Beschwerden in Betracht zu ziehen. Die laborchemischen Untersuchungen lassen bei der primären Osteoporose keine gröberen Abweichungen von der Norm erkennen. Pathologische Befunde sollten daher den Verdacht auf eine sekundäre Osteoporose bzw. eine andersartige Erkrankung erwecken.

Von radiologischer Seite stehen für die Diagnostik der Osteoporose eine Reihe von Verfahren zur Verfügung, von denen zu nennen sind:

- konventionelle Röntgenuntersuchung (Abb. 20)
- Röntgen-Tomographie
- Computer-Tomographie
- Isotopendensitometrie (s. S. 178)
- Skelettszintigraphie und
- Neutronenaktivierungsanalyse

Durch Standardisierung der konventionellen Röntgenaufnahmen lassen sich diese auch zur Beurteilung von qualitativen Indices, z. B. der Spongiosastruktur des Oberschenkelhalses (sog. Singh-Index), sowie für metrische Indices heranziehen. Die letztgenannten werden am häufigsten für Messungen von Wirbelkörperdeformierungen oder von Kompaktadicken einzelner Röhrenknochen, speziell der Finger, benutzt (z. B. Barnett-Nordin-Index).

Die Röntgen-Tomographie hat sich als wertvolle Methode für eine vergleichende Beurteilung von Wirbelsäulen-Veränderungen erwiesen und läßt gelegentlich zentrale Einbrüche von Deck- und Ab-

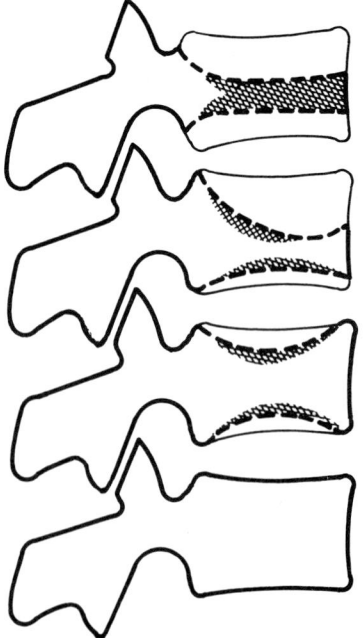

Abb. 20. Schematische Darstellung möglicher röntgenologischer Wirbelkörperveränderungen bei Osteoporose: Plattwirbel, Keilwirbel, Deck- und Grundplatteneinbruch und Rahmenstruktur

schlußplatten erkennen, die in Übersichtsaufnahmen nicht sicher erfaßt wurden (Abb. 21).

Die Computer-Tomographie erlaubt detaillierte Beurteilungen von evtl. Einengungen des Spinalkanals, wie sie gelegentlich bei sekundären Osteoporosen infolge eines Plasmozytoms beobachtet werden.

Die Osteodensitometrie mit Isotopen ermöglicht eine quantitative Bestimmung des Knochenmineralgehaltes. Größere Erfahrungen liegen nur am peripheren Skelett mit den Daten entsprechender

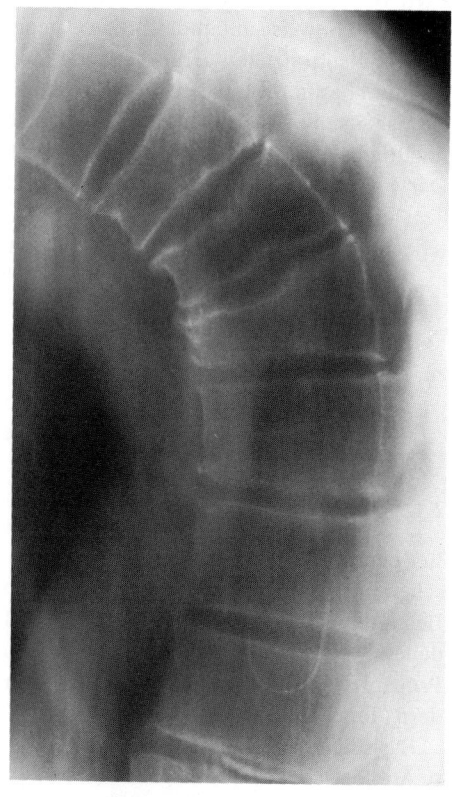

Abb. 21. Seitliche Röntgentomographie der Brustwirbelsäule eines 49jährigen Mannes mit primärer Osteoporose (gleicher Fall wie in Abb. 17)

Normal-Kollektive von Radius-, Ulna- und Fingerknochen vor. Bei der primären Osteoporose kann dabei nur in rd. 65% der Fälle mit einem verminderten Mineralgehalt gerechnet werden. Besonders wertvoll erscheint uns dieses Verfahren der peripheren Skelettmessung für Verlaufsbeobachtungen, zumal die zu vernachlässigende Strahlenbelastung eine beliebige Wiederholung der Untersuchungen erlaubt.

Wenn auch die Skelettszintigraphie für die Diagnose der Osteoporose selbst bedeutungslos ist, so lassen sich doch frischere Wirbelkörpereinbrüche bzw. Rippenfrakturen und andere Frakturen gut von alten Veränderungen unterscheiden. Gelegentlich gibt dieses Verfahren auch Hinweise auf andersartige Osteopathien.

Mittels Neutronenaktivierungsanalyse läßt sich das Gesamtkörper-Kalzium bestimmen, das natürlich in einer engen Relation zur Skelettmasse steht. Das Verfahren selbst spielt z. Zt. mehr eine wissenschaftliche als eine praktisch-klinische Rolle.

Der hohe Stellenwert einer knochenhistologischen Untersuchung liegt im wesentlichen in zwei Punkten: Zum einen ermöglicht die Knochenhistologie vom Beckenkamm durch eine histomorphometrische Analyse die Beurteilung von Schweregrad und Aktivität des Knochenumbaues, zum anderen läßt die Histologie eine sichere Differenzierung der Osteoporose gegenüber anderen Osteopathien zu. Dabei können auch Kombinationsformen einer Osteoporose mit begleitender Mineralisationsstörung und/oder einer Ostitis fibrosa erfaßt werden, die therapeutisch zusätzliche Maßnahmen erfordern.

2.1.9 Therapie

Bei dem inzwischen schwer übersehbaren Angebot an therapeutischen Empfehlungen wurde von uns ein Konzept entwickelt, das die Behandlungsansätze klar gliedert und eine Einordnung der verschiedenen Medikamente nach ihren Hauptangriffspunkten erlaubt. Die Prinzipien dieser Osteoporose-Therapie lassen sich wie folgt gliedern (Tabelle 13):

- Basistherapie
- Ätiologische Behandlung
- Pathogenetisch orientierte Behandlung
- Ergänzende Maßnahmen.

Tabelle 13. Prinzipien der Osteoporosetherapie (nach KUHLENCORDT, F., KRUSE, H.-P. 1980)

I. *Basistherapie*
   a) Schmerzbekämpfung
   b) Physikalische Behandlung
   c) Diätetische Behandlung

II. *Ätiologische Behandlung*
   a) Behandlung des Grundleidens bei sekundärer Osteoporose
   b) Bei primärer Osteoporose unbekannt

III. *Pathogenetische Behandlung*
   a) Positive Beeinflussung der Knochenbilanz
      1. Förderung der Knochenformation
      2. Bremsung der Knochenresorption
      3. Kombination von 1 und 2
   b) Positive Beeinflussung der Kalziumbilanz
      1. Förderung der intestinalen Kalziumresorption
      2. Hemmung der renalen Kalziumexkretion

IV. *Ergänzende Behandlung*
   a) Orthopädische Versorgung
   b) Chirurgische Behandlung

2.1.9.1 Basistherapie

Sie umfaßt neben der Schmerzbekämpfung physikalische und diätetische Maßnahmen. Besonders bei den kurch Komplikationen verursachten, oft erheblichen Schmerzen kann auf Analgetika nicht verzichtet werden. Um dabei gleichzeitig einen muskelrelaxierenden Effekt zu erzielen und Reizzustände an den inserierenden Muskeln und Sehnen zu dämpfen, empfehlen sich Antirheumatika und Präparate, wie Diazepam (Valium) oder Chlormezanon (Muskeltrankopal). Neben dem subjektiven Effekt dienen diese Maßnahmen zur Erhaltung oder Wiederherstellung der Mobilität und beugen somit einer Immobilisation als einer möglichen pathogenetischen Komponente der Osteoporose vor. Die physikalischen Maßnahmen umfassen Massage, Hydrotherapie und Krankengymnastik, wobei besonderer Wert auf Körperhaltung, Bewegungsübungen und isometrische Spannungsübungen zur Kräftigung der Muskulatur gelegt werden sollte. Bezüglich der Diätetik ist sicherzustellen, daß das tägliche Nahrungsangebot ausreichende Mengen an Eiweiß, Mineralien und Vitaminen beinhaltet. Mangel- und Fehlernährungen werden häufiger bei älteren alleinstehenden Personen beobachtet, so daß hier eine Vertiefung der Anamnese der Nahrungsgewohnheiten sinnvoll ist. Dazu gehört auch die Frage nach Stuhlunregelmäßigkeiten und Laxantienabusus.

2.1.9.2 Ätiologische Therapie

Eine diesbezüglich orientierte Therapie setzt eine präzise Abklärung der vorliegenden Osteoporoseform voraus. Bei den sekundären Osteoporosen besteht eine ätiologische Therapie in der Beseitigung des jeweiligen Grundleidens, wie z. B. in der Korrektur einer Hyperthyreose oder in der operativen Entfernung eines Nebennierenrinden-Adenoms. Sollte bei späterer Verlaufsbeobachtung eine weitere Progredienz der Osteoporose festgestellt werden, so ist anzunehmen, daß das beseitigte Grundleiden nur ein Teilfaktor in dem ätiologischen Geschehen war. Entweder handelte es sich um eine vorbestehende primäre Osteoporose oder um mehrere Grunderkrankungen im Rahmen einer sekundären Osteoporose. Da die Ätiologie der primären Osteoporose definitionsgemäß unbekannt ist, gibt es keine auf die Ursache bezogene Therapie dieser Krankheitsform.

2.1.9.3 Pathogenetische Therapie

Diese Behandlung zielt auf eine Positivierung der Knochen- und Kalzium-Bilanz, sowohl bei der primären Osteoporose als auch bei sekundären Formen, deren Grundleiden nur unzureichend zu beheben sind. Außerdem sollten diejenigen Osteoporosen behandelt werden, die trotz Beseitigung oder Besserung der zugrundeliegenden Organstörung keine ausreichende spontane Tendenz zur Restitution zeigen.

Beeinflussung der Knochenbilanz. Die positive Beeinflussung der Knochenbilanz kann durch Förderung der Knochenformation, durch Bremsung der Knochenresorption oder durch eine Kombination beider Prozesse erfolgen. Zur *Förderung der Formation* wurden bislang Fluoride, Wachstumshormon und Parathormon eingesetzt (Tabelle 15).

Während Therapieversuche der Osteoporose mit Parathormon-Fragmenten noch im Stadium der Forschung sind, liegen über die Verwendung von humanem Wachstumshormon eine Reihe von Erfahrungen vor. Diese ergaben allerdings neben positiven auch negative Effekte auf den Knochen- und Kalzium-Stoffwechsel, so daß sich auch im Zusammenhang mit den Kosten und der Verfügbarkeit dieses Hormons kaum eine breitere Anwendung rechtfertigen läßt. Durch die ausgedehnte Verwendung von Fluorpräparaten – ausgehend von der Beobachtung der Knochenverdichtung im Rahmen einer Fluor-Intoxikation bzw. Fluorose – weiß man inzwischen, daß sich die Knochenformation über eine Osteoblasten-Aktivierung stimulieren läßt. Um die mit erhöhter Knochenbrüchigkeit einhergehende Hyperostose bzw. Osteosklerose der Fluorose zu vermeiden, ist bei der Fluoridbehandlung der Osteoporose Dauer und Dosis genau zu beachten (Abb. 22). Die übliche Tagesdosis liegt um 80 mg NaF pro die, dies entspricht einer täglichen Fluorgabe von 36,4 mg. Bei einer Gesamtdosis von 20 g Fluor, die bei der angegebenen Tagesdosis nach 550 Tagen erreicht wird, sind uns bislang keine Überdosierungserscheinungen bekannt geworden. Gewöhnlich läßt sich aus dem Verhalten der alkalischen Serum-Phosphatase das Ansprechen auf die Behandlung ableiten, da die Aktivität dieses Knochenenzyms der Osteoblastentätigkeit weitgehend parallel geht. Bei kontinuierlicher Therapie werden die höchsten Werte in den ersten Behandlungsmonaten beobachtet, die sich später auf ein nur gering erhöhtes Niveau einpendeln. Ein Ausbleiben eines Phosphataseanstiegs legt den Verdacht nahe, daß das Medikament nicht genommen oder dieses effektlos ist. Klinisch und knochenhistologisch können befriedigende Behandlungsergebnisse erzielt werden. Nicht zu erwarten sind kurzfristige signifikante röntgenologische Befundbesserungen im Sinne einer abnehmenden Strahlentransparenz oder einer Zunahme der Spongiosa-Zeichnung. Überzeugende derartige röntgenologische Befunde stellen sicher die Ausnahme dar. Als Kontraindikation einer Fluortherapie gelten noch nicht abgeschlossenes Wachstum, Gravidität und Stillzeit. Die unter NaF-Therapie möglichen Nebenwirkungen sind in Tabelle 14 aufgeführt. Günstige Behandlungsergebnisse lassen sich auch erzielen, wenn NaF mit einer täglichen oralen Einnahme von etwa 500–1000 mg Calcium kombiniert wird. Empfehlenswert ist dann die Applikation zu verschiedenen Tageszeiten. Daneben gibt es Kombinationspräparate, die Natriummonofluorphosphat und Kalzium enthalten. Eine gleichzeitige Vitamin D-Therapie hat keine besonderen Behandlungsergebnisse

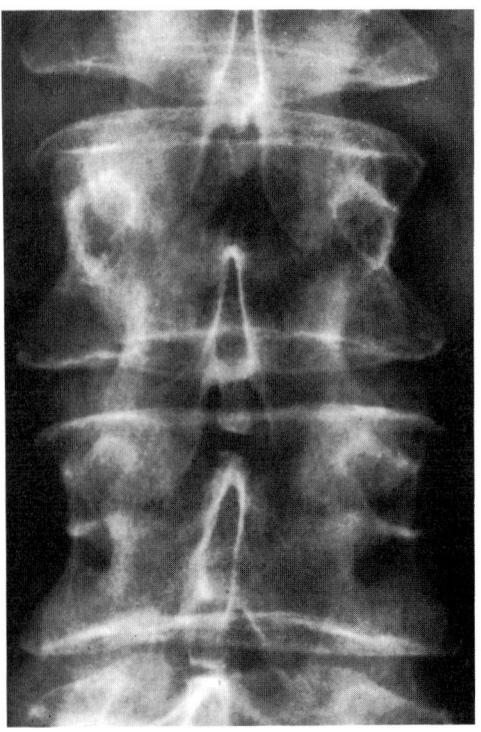

A

Abb. 22. A, B, C: 61jährige Frau, Fluoridbehandlung wegen Osteoporose in einer Gesamtdosis von 98,8 g Fluor über einen Zeitraum von 5 Jahren. **A:** Röntgenaufnahme der LWS vor Therapiebeginn. **B:** nach Therapie fein- und grobfleckige z. T. konfluierende Verdichtungen im Sinne einer beginnenden Fluorose. **C:** Mikroradiogramm eines Knochendünnschliffes der Bekkenkammbiopsie. Exzessive Geflechtknochenneubildung mit dichtliegenden vergrößerten Osteozytenlakunen und unterschiedlicher Mineralisation, im Zentrum erkennbar ein Teil eines vorbestehenden Spongiosabälkchens von lamellärer Struktur

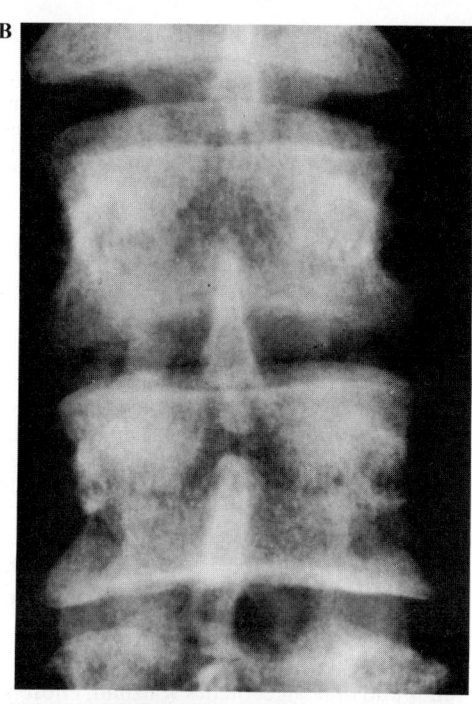

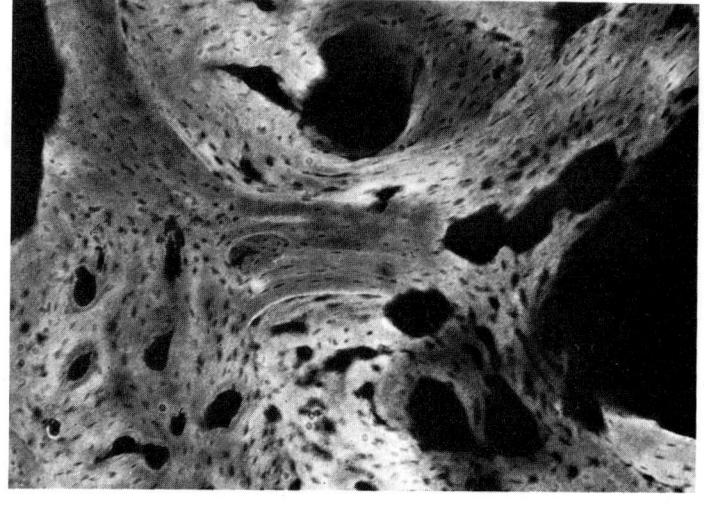

Tabelle 14. Mögliche Nebenwirkungen und Komplikationen der medikamentösen Osteoporosetherapie

Calcitonin	Hyperkalzurie, Flush-Symptomatik, Nausea
Östrogene	Unerwünschte Effekte auf hormonabhängige Tumoren (z. B. Mamma, Uterus), Thrombose, Cholestase
Anabole Steroide	Virilisierung
D-Hormone	Hyperkalzurie (Urolithiasis), Erhöhung der Knochenresorption (?), Hyperkalzämie
Fluoride	Gelenkbeschwerden, Knöchelödeme, Nausea, Fluorose
Calcium oral	Diarrhoe
Calcium intravenös	Hyperkalzämie, Hyperkalzurie, Hitzegefühl, Interaktion mit Digitalis
Phosphate	Hyperphosphaturie (Urolithiasis), Diarrhoe, Nebenschilddrüsen-Stimulation
Diphosphonate	Knochenmineralisationsstörung
Thiazide	Hyperkalzämie, Hypokaliämie

erbracht und ist nur indiziert, wenn zusätzlich eine Knochenmineralisationsstörung oder eine Störung der intestinalen Kalzium-Resorption vorliegt.

Medikamente für eine *Hemmung der Knochenresorption* sind intravenös und oral angebotenes Kalzium, Phosphate und Diphosphonate, anabole Steroide, Östrogene und Kalzitonin (Tabelle 15). Dabei wird allerdings deren Effektivität, die Knochenresorption zu hemmen, unterschiedlich beurteilt.

Bei intestinalen Resorptionsstörungen und bei Fällen, in denen Milchprodukte gemieden oder schlecht vertragen werden, kommt eine orale Kalzium-Substitution in Frage. Dabei ist zu bedenken, daß eine auf diese Weise erzielte Steigerung der intestinalen Kalzium-Resorption nicht zwangsläufig mit einer Positivierung der Skelettbilanz einhergeht. Durch i. v. Kalzium-Applikation in Form von Infusionen (10–15 mg Kalzium pro Kilogramm Körpergewicht in 500 ml Infusionslösung über ca. 4 Stunden) können bei Fällen mit hoher Knochenresorption gelegentlich gute Effekte auf den Knochenumbau und das subjektive Befinden erreicht werden.

Die Behandlungsversuche mit Phosphaten und Diphosphonaten sind hinsichtlich ihrer Beeinflussung eines Osteoporoseprozesses bislang enttäuschend.

Eine Östrogen-Therapie kommt naturgemäß nur bei Frauen in der postklimakterischen Phase oder nach Ovarektomie in Frage. Die Indikation für diese Behandlung wird seit rd. 40 Jahren immer wieder unter verschiedensten Gesichtspunkten diskutiert. Es kann wohl kein Zweifel bestehen, daß die nachlassende endogene Östrogen-Produktion für den physiologischen Knochen- und Mineralverlust (s. Abb. 15) ein bedeutungsvoller Faktor ist. Daher wurde diskutiert, ob eine generelle Östrogen-Substitution in der Menopause als Osteoporose-Prophylaxe sinnvoll ist. Risiken und Kontraindikationen bestimmen dabei in erster Linie die Argumente gegen ein derartiges Vorgehen. Man sollte sich allerdings klar sein, daß nur ein geringer Prozentsatz der Frauen nach der Menopause eine Osteoporose entwickelt, für deren Entstehung sicher zusätzliche Faktoren – außer dem physiologischen Östrogenabfall – vorliegen müssen. Anders ist die Situation bei jungen ovarektomierten Frauen, die unter Beachtung der Kontraindikationen im Hinblick auf das Osteoporoserisiko substituiert werden sollten. Die hier besonders interessierende Frage lautet, welchen Effekt Östrogene auf eine manifeste Osteoporose im Postklimakterium haben. In neuerer Zeit sind Ergebnisse vorgelegt worden, die einen günstigen Einfluß auf den Osteoporoseverlauf erkennen lassen. Östrogene in Kombination mit oralem Kalzium bringen möglicherweise noch bessere Resultate. Geeignete Präparate sind: Östriol (z.B. Ovestin) in einer Dosis von 1 mg täglich oder konjugierte Östrogene von 0,3–1,25 mg täglich (z.B. Presomen mite, Presomen) unter gynäkologischer Kontrolle.

Anabole Steroide können im Therapieplan eingesetzt werden, besonders bei älteren Menschen beiderlei Geschlechts, wenn es darauf ankommt, muskelkräftigend und allgemein roborierend wirksam zu werden. Als Einfluß auf den Knochenumbau wird allgemein eine überwiegende Hemmung der Knochenresorption angenommen.

Das Hormon der C-Zellen der Schilddrüse, das Kalzitonin hat sich trotz der interessanten theoretischen Ansätze in der Therapie der Osteoporose bislang nur als begrenzt brauchbar erwiesen. Neuerdings gibt es jedoch positive Berichte über die befristete Verwendung täglicher Kalzitonindosen bei Osteoporosen mit erhöhter Knochenresorption. Daneben läßt sich bei einem Teil der Fälle ein zentralnervöser analgetischer Effekt registrieren.

Beeinflussung der Kalziumbilanz. Der Kalzium-Stoffwechsel kann im Sinne einer Positivierung der Bilanz durch *Förderung der intestinalen Resorption* oder durch *Hemmung der renalen Kalziumausscheidung* beeinflußt werden. Der dritte Weg, eine Beeinflussung der endogenen fäkalen Kalziumausscheidung ist bislang therapeutisch nicht gangbar. Durch orale Kalzium-Gaben bzw. durch eine kalziumreiche Kost, sowie durch Vitamin D läßt sich die intestinale Kalziumresorption erhöhen. Besonders wichtig ist dies bei gestörten Resorptionsverhältnissen, wie z.B. bei Unverträglichkeiten von Milchprodukten. Eine tägliche Vitamin D-Behandlung erfordert gewissenhafte Kontrollen der Kalzurie und des Serum-Kalzium-Spiegels. Da der tägliche Bedarf an Vitamin D beim Erwachsenen rd. 400 IE beträgt, sind gewöhnlich Dosen bis zu 2000 IE täglich ausreichend. Durch Hydrochlorothiazid läßt sich die Kalzurie reduzieren. Dabei ist zu bedenken, daß nach längerer Einnahme auch eine Abnahme der intestinalen Kalziumresorption und eine Erhöhung der endogenen fäkalen Kalziumausscheidung vorkommt, so daß der anfangs günstige therapeutische Effekt aufgehoben werden kann.

In Tabelle 15 sind die besprochenen Medikamente, die den Knochen- und Kalzium-Stoffwechsel in verschiedener Weise beeinflussen, zusammengestellt. Selbstverständlich werden nicht selten verschiedene Medikamente miteinander kombiniert gegeben, um einen Summationseffekt zu erzielen. Gebräuchliche Kombinationen wurden in dieser Tabelle berücksichtigt.

2.1.9.4 Ergänzende Maßnahmen

Vom internistischen Standpunkt zählt hierzu die gegebenenfalls notwendige Frakturbehandlung sowie die mögliche Versorgung mit stützenden Miedern bzw. Korsetts. Durch die modernen Werkstoffe ist es möglich geworden, eine gute Stabilität bei geringem Gewicht zu erreichen.

2.1.10 Verlauf und Prognose

Die Prognose einer Osteoporose wird wesentlich von der ihr zugrundeliegenden Ursache bestimmt. Im Falle einer sekundären Osteoporose ist nach Beseitigung des Grundleidens mit einer Normalisie-

Tabelle 15. Pathogenetisch orientierte Therapie der Osteoporose. Wirkungsmechanismus und gebräuchliche Kombinationen der verschiedenen Medikamente (KUHLENCORDT, F., KRUSE, H.-P. 1980)

Nr.	Medikament	Wirkungsmechanismus					Angewandte Kombinationen mit
		Knochen-neubildung	Knochen-resorption	Intestinale Ca-Resorption	Renale Ca-Ausscheidung	Knochen-mineralisation	
1	Wachstumshormon	+	(+) intra-kortikal	(+) ?			
2	Parathormon	+	+	+	−		
3	Calcitonin		(−)		+		
4	Oestrogene		−		(−) ?		7, 8, 9, 10, 12
5	Anabole Steroide		−				7, 8, 9, 10, 12
6	Vitamin D		(+)	+		+	7, 8
7	Fluoride	+		(−)	(+)	(−) passager	4, 5, 6, 8, 12
8	Calcium oral			+	+		4, 5, 6, 7
9	Calcium intravenös		−		(−)		cave Digitalis
10	Phosphate		−	(−)			
11	Diphosphonate		−			−	
12	Thiazide				−		4, 5, 7

+ = Förderung   − = Hemmung

rung des Knochenumbaues zu rechnen, so daß der weitere Verlauf vom Schweregrad und von der altersentsprechenden Knochenbilanz bestimmt wird. Die Wiedergewinnung einer normalen alters- und geschlechtsentsprechenden Knochenmasse ist generell nicht zu erwarten.

Verlauf und Prognose der primären Osteoporose hängen wesentlich vom aktuellen Knochenumbau ab. Nach eigenen Erfahrungen sind zum Zeitpunkt der Diagnosestellung sowohl negative als auch ausgeglichene und positive Knochenbilanzen anzutreffen (s. Tabelle 11). Diese Befunde belegen die von uns seit längerer Zeit vertretene Auffassung, daß die primäre Osteoporose spontan in Schüben mit Verschlechterungstendenz verläuft, oder in Phasen, in denen nach einem Osteoporoseschub ein Stillstand bzw. eine Remission eintritt (Abb. 23).

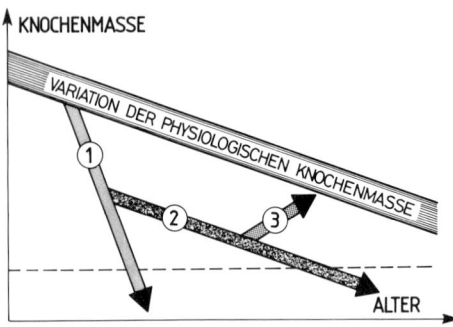

Abb. 23. Schema der Verlaufsmöglichkeiten einer Osteoporose. Die Abbildung zeigt den physiologischen Knochenverlust mit steigendem Lebensalter sowie eine fiktive Frakturgrenze (gestrichelt), die normalerweise nicht erreicht wird. Pfeil 1 kennzeichnet einen Osteoporoseschub, der für eine sekundäre Osteoporose charakteristisch ist, solange das Grundleiden fortbesteht. Von den primären Osteoporosen sind nur etwa ¼ der Fälle zum Zeitpunkt der Diagnosestellung in der Phase 1, während ¾ entsprechend dem Pfeil 2 oder 3 verlaufen. Für die sekundären Osteoporosen gilt, daß mit Beseitigung des Grundleidens zumindest wieder physiologische Knochenumbauverhältnisse hergestellt werden, so daß der weitere Verlauf entsprechend dem Pfeil 2 erfolgt. Jede medikamentöse Therapie ist bestrebt, die Knochenmasse wieder dem physiologischen Maß anzunähern (Pfeil 3). Das Schema verdeutlicht gleichzeitig, daß die Frakturgrenze sowohl im Osteoporoseschub als auch in der inaktiven Phase erreicht werden kann (KUHLENCORDT, F. u. Mitarbeiter 1970; KRUSE, H.-P., KUHLENCORDT, F. 1980)

Im Idealfall sollte die besprochene medikamentöse Therapie auf die jeweils zugrundeliegende Knochen- und Kalziumbilanz ausgerichtet werden. Dies ist in der Praxis sicher schwierig. Meistens gelingt es, das Skelett innerhalb von wenigen Jahren zu stabilisieren, während ständig progredient verlaufende Fälle die Ausnahme sind.

2.2 Hyperparathyreoidismus

2.2.1 Primärer Hyperparathyreoidismus

2.2.1.1 Definition, Ätiologie und Pathogenese

Dem primären Hyperparathyreoidismus (pHPT) liegt eine erhöhte Parathormon (PTH)-Sekretion zugrunde. Der normalerweise bestehende Feed-back-Mechanismus zwischen PTH-Sekretion und ionisierter Serum-Kalziumfraktion ist dabei gestört (Abb. 7). Es wird diskutiert, ob die Ursache in den Nebenschilddrüsen selbst liegt, oder ob chronisch-rezidivierende Einflüsse, die auf eine Hypokalzämie zielen, als auslösendes Moment in Frage kommen. Derartige Stimulierungen der Nebenschilddrüsen, z.B. während der Schwangerschaft und Laktation oder während einer Phase einer intestinalen Malabsorption, könnten die Grundlage für die Entstehung eines pathologischen Überfunktionszustandes der Nebenschilddrüsen sein. Inwieweit die Nebenschilddrüsen dann völlig autonom PTH sezernieren, d.h. unabhängig von der Kalziumionenkonzentration im Serum, ist nicht geklärt. Offenbar ist durch sehr hohe Serum-Kalzium-Konzentrationen auch beim pHPT eine gewisse Suppression der Nebenschilddrüsen möglich.

Die pathologisch-anatomischen Nebenschilddrüsenbefunde lassen sich in Neoplasien und primäre Hyperplasien differenzieren. Zu den Neoplasien zählen solitäre oder multiple Adenome sowie Karzinome. Die Häufigkeitsangaben über die solitären Adenome schwanken zwischen 80 und 95%, während die restlichen Prozente sich auf die erwähnten Möglichkeiten verteilen. Relativ selten sind die Nebenschilddrüsenkarzinome, die in 1 bis 3% der Fälle mit pHPT beobachtet werden.

2.2.1.2 Vorkommen und Häufigkeit

Nach der neueren Literatur wird die Morbilität des pHPT beim Erwachsenen mit rd. 1:1000 beziffert. Gegenüber früheren Angaben hat damit die Häufigkeit des Krankheitsbildes erheblich zugenommen. Dies dürfte im wesentlichen auf der verbesserten Diagnostik, sowie auf den zunehmend routinemäßig durchgeführten Serum-Kalzium-Bestimmungen beruhen, durch die eine größere Zahl bis dahin praktisch symptomfreier Fälle erfaßt wird. Das Verhältnis von Frauen zu Männern liegt bei 2 bis 3:1. Im eigenen Krankengut von 97 Fällen der jüngsten Zeit waren 68 Frauen und 29 Männer (2,34:1) betroffen. Der Erkrankungsgipfel liegt für die Männer im 5. und für die Frauen im 6. Lebensjahrzehnt. Wenn auch die Diagnose des pHPT im allgemeinen durch die modernen Untersuchungsverfahren und die bessere Kenntnis der Krankheitsbilder eher als früher gestellt wird, so lassen sich doch bei vertiefter Anamnese retrospektiv erste Symptome meist mehr als ein Jahr vor Diagnosestellung eruieren, ja, im Einzelfall kommen auch heute noch unerkannte Verläufe von 1 bis 2 Jahrzehnten vor. Fälle von pHPT in frühester Kindheit sind beschrieben. Einzelfälle wurden bereits im ersten Lebensjahr beobachtet. Bei den Kindern scheint eine geringe Prävalenz für das männliche Geschlecht zu bestehen. Außerdem sind diffuse Hyperplasien hier offenbar häufiger anzutreffen als bei Erwachsenen. Da wir im eigenen Krankengut rd. 10% mit einem pHPT im 8. Lebensjahrzehnt diagnostizieren konnten, muß auch bei alten Menschen mit Hyperkalzämien ein pHPT erwogen werden.

2.2.1.3 Klinik.

Selbst bei sehr fortgeschrittenen Krankheitsbildern mit einem pHPT finden sich keine charakteristischen äußeren Merkmale, wie sie von anderen endokrinologischen Krankheitsbildern, wie z. B. beim Morbus Basedow oder Morbus Cushing, bekannt sind und eine prima vista Diagnose erlauben. Aufgrund des eigenen Krankengutes können die klinischen Leitsymptome des primären HPT, die zur Diagnose führen, sehr unterschiedlich sein. Von 103 Fällen hatten 60% eine Urolithiasis, 13% eine Skelettaffektion, ebenfalls 13% eine zufällig entdeckte Hyperkalzämie, 9% eine hyperkalzämiebedingte Symptomatik, 3% ein Ulcus pepticum, 1% eine akute Pankreatitis, und in 1% wurde ein Nebenschilddrüsenadenom bei einer subtotalen Strumektomie zufällig entdeckt.

Zu den wichtigsten biochemischen Befunden gehört die Hyperkalzämie. Der Normalbereich variiert in Abhängigkeit von der Bestimmungsmethode und wird meist zwischen 2,25 und 2,63 mmol/l (9,0 bis 10,5 mg/100 ml) angegeben. Die Hyperkalzämie ist direkte Folge der Parathormonwirkung am Skelett durch erhöhte osteoklastäre Resorption, an den Nieren durch gesteigerte tubuläre Kalzium-Rückresorption, sowie am Dünndarm durch verstärkte intestinale Kalzium-Resorption.

Aus methodischen Gründen wird in der Regel das Gesamtkalzium bestimmt. Bei gröberen Dysproteinämien sind fehlerhafte Interpretationen der Werte möglich. So kann z. B. bei ausgeprägter Hypoproteinämie trotz normaler Gesamtkalzium-Konzentration die ionisierte Kalziumfraktion erhöht sein (s. Abb. 3).

Von gleicher Bedeutung wie die Hyperkalzämie ist die Erhöhung der Parathormon-Konzentration im Serum, die radioimmunologisch bestimmt wird. Charakteristischerweise ist beim pHPT der anorganische Phosphorspiegel im Serum erniedrigt, entsprechend der erhöhten renalen Phosphatausscheidung durch Bremsung der tubulären Phosphatrückresorption. Die Hypophosphatämie ist allerdings nicht konstant, sie findet sich nach eigenen Erfahrungen in etwa 60% der Fälle. Eine Hyperkalzurie über 7,5 mmol (300 mg) pro 24 Stunden läßt sich in gut 50% der Fälle nachweisen.

Werden subjektive Beschwerden geklagt, so lassen sich diese gewöhnlich auf einen oder mehrere der folgenden vier Symptomenkomplexe beziehen. Zu diesen gehören das Hyperkalzämie-Syndrom, das urologische Syndrom, das Skelettsyndrom und die Begleiterkrankungen.

Hyperkalzämie-Syndrom. Während leichtere Hyperkalzämien praktisch unbemerkt verlaufen, gibt es eine größere Zahl von Symptomen, die bei ausgeprägten Hyperkalzämien beobachtet werden. Zu nennen sind Gewichtsabnahme, Anorexie, Obstipation, Meteorismus, Polyurie und Polydypsie. Ophthalmologisch kommen Hornhauttrübungen und Kalkablagerungen in der Conjunctiva vor, die als Conjunctivitis imponieren. Eine Spaltlampenuntersuchung führt hier zur Klärung. Elektrokardiographisch sind gelegentlich QT-Verkürzungen (Abb. 24), die von einer U-Welle gefolgt sind, zu beobachten. Regelmäßige Serumkalziumkontrollen zeigen gelegentlich, daß

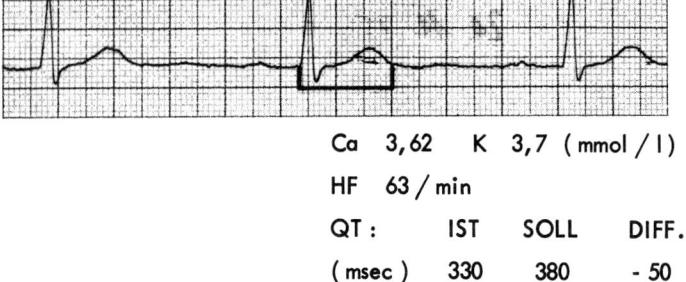

Ca 3,62 K 3,7 (mmol / l)

HF 63 / min

QT :	IST	SOLL	DIFF.
(msec)	330	380	- 50

Abb. 24. Elektrokardiogramm eines Patienten mit primärem Hyperparathyreoidismus mit einer Hyperkalzämie von 3,62 mmol/l. QT-Verkürzung um 50 msec

geringe Hyperkalzämien phasenhaft mit Normokalzämien vorkommen. Dies gilt besonders bei Fällen, die keine stärkere Überfunktion der Nebenschilddrüsen bieten. Ziemlich schlagartig kann sich eine sog. hyperkalzämische Krise (syn. Parathyreotoxikose) entwickeln, die absolut lebensbedrohlich wird, wenn der weitere Serum-Kalziumanstieg kontinuierlich erfolgt. Patienten mit Serum-Kalzium-Konzentrationen um 4 mmol/l (= 16 mg%) sind nach klinischer Erfahrung nicht selten Anwärter für derartige Verläufe. Ausgeprägte derartige Krankheitsbilder gehen einher mit Herzrhythmusstörungen, Störungen des Elektrolytstoffwechsels mit Dehydratation, sowie Somnolenz oder Koma.

Urologisches Syndrom. Wie erwähnt, ist eine Urolithiasis das häufigste klinische Leitsymptom eines primären HPT, d. h. sie kommt in etwa 60% der Fälle vor. Pathognomonisch sind rezidivierende, oft doppelseitige Konkrementbildungen, deren Analyse meist Kalziumphosphat oder Kalziumoxalat ergibt. Ein Teil der Fälle (5–7%) kann eine feinfleckige Nephrokalzinose entwickeln, Veränderungen, die im Zusammenhang mit Harnwegsinfekten die Grundlage für eine Nierenparenchymaffektion darstellen. Bei röntgenologischer Feststellung einer Nephrokalzinose soll in bis zu 40% ein pHPT als Ursache in Frage kommen. Im Gefolge können eine rezidivierende Pyelonephritis bis hin zur Schrumpfniere, ein renaler Hypertonus und eine chronische Niereninsuffizienz auftreten. In diesen Stadien ist bei unklarer Anamnese klinisch oft nicht mehr sicher zu entscheiden, ob es sich um einen primären HPT und seine Folgeerscheinungen an den Nieren oder um einen tertiären HPT auf der Grundlage eines sekundären renalen HPT handelt.

Auch im eigenen Krankengut konnte beobachtet werden, daß renale und ossäre Beteiligungen beim pHPT in ihrem Schweregrad nicht selten in einem umgekehrten Verhältnis zueinander stehen. Gemeint ist, daß Fälle mit ausgeprägtem Skelettsyndrom keine oder nur eine geringe Nierensymptomatologie bieten und umgekehrt.

Skelettsyndrom. Gegenüber früher kommen fortgeschrittene Fälle mit Ostitis fibrosa generalisata cystica heute seltener zur Beobachtung. Geringgradige Skelettmanifestationen lassen sich oft röntgenologisch erfassen, wenn nach den pathognomonischen Veränderungen, wie z.B. den subperiostalen Resorptionen, Zystenbildungen und einer fleckigen Atrophie der Schädelkalotte gesucht wird (Abb. 25). Die Fälle mit ausgeprägter osteoklastärer Resorption klagen gewöhnlich auch über stärkere diffuse Skelettschmerzen, die oft bereits kurze Zeit nach operativer Korrektur der Nebenschilddrüsenüberfunktion merklich nachlassen. Auf das Knochensystem bezogene Schmerzen sind naturgemäß so unspezifisch, daß sie nicht selten zur Verdachtsdiagnose eines Rheumatismus führen. Gelegentlich können im Bereich eines braunen Tumors Spontanfrakturen auftreten. Unbehandelt kann die Ostitis fibrosa generalisata des pHPT zu schwersten Skelettdeformierungen führen, die durch Stammverkürzung und Wirbelsäulenverkrümmung kardiopulmonale Komplikationen bedingen können.

Radiologische Befunde. Der Nachweis von Skelettbefunden beim pHPT hängt sehr von der angewandten Technik ab. Diffuse Knochenresorptionsvorgänge sind auf konventionellen Röntgenaufnahmen als erhöhte Strahlentransparenz erkennbar, die sich nicht von anderen generalisierten Osteopathien unterscheiden muß. Endostale, periostale und intracorticale Knochenresorptionen führen zur Verschmälerung und Aufsplitterung der Compacta, die besonders gut an den Metacarpalknochen, aber auch am Radius, Femur und Humerus mit den Methoden der Röntgenmorphometrie und Mikro-

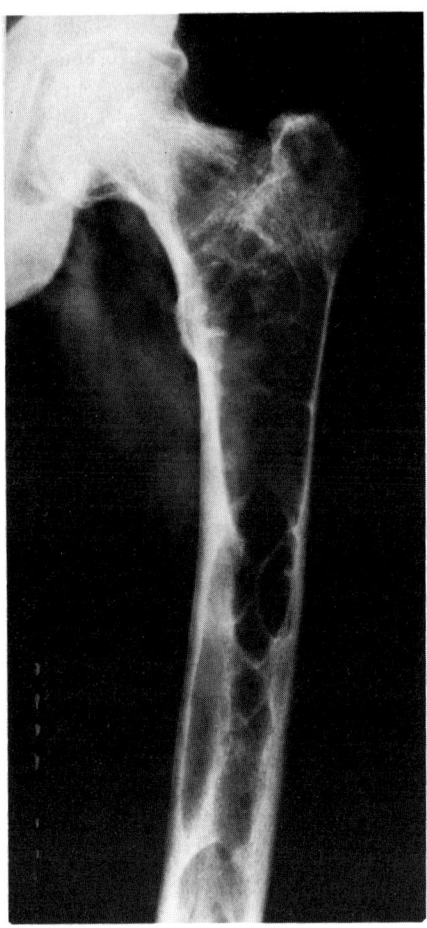

Abb. 25. Röntgenaufnahme des Oberschenkels einer 55 Jahre alten Frau mit einem primären Hyperparathyreoidismus, der vermutlich mindestens 10 Jahre unerkannt bestanden hat. Hochgradige Zystenbildungen und Destruktionen von Spongiosa und Kompakta

radioskopie erfaßbar sind. Die Bedeutung derartiger Verfahren liegt in der Diagnostik und in der Möglichkeit der individuellen Verlaufskontrolle.

Auf den pathognomonischen Befund der subperiostalen Resorption, besonders im Bereich der Radialseiten der Mittelphalangen der Hände, war bereits hingewiesen worden (Abb. 26). Da bei der Ostitis fibrosa generalisata gleichzeitig eine erhöhte intracorticale Resorption besteht, gilt auch die Auflockerung bzw. Aufblätterung der Compacta als Hinweis auf eine stärkergradige osteoklastäre Resorption. Die gleichen Ursachen liegen einer Auflösung der Lamina dura der Zahnalveolen des Kieferknochens zugrunde, ein diagnostisches Kriterium, das bislang allgemein überschätzt wurde. Nach eigenen Untersuchungen ist das Verschwinden der Lamina dura weitgehend unspezifisch, solange nicht mehr als 50% der dargestellten Lamina dura im Bereich aller noch vorhandenen Zähne zur Resorption ge-

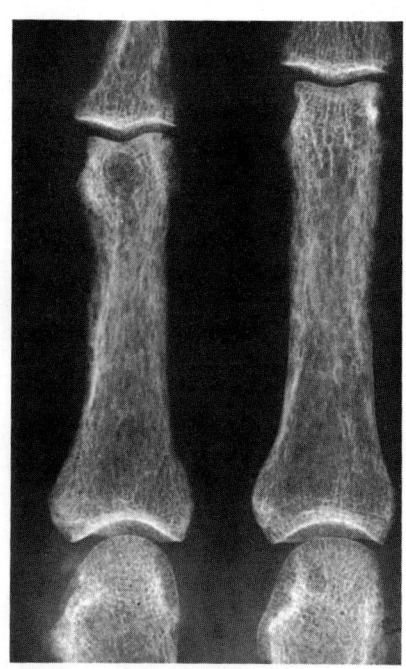

Abb. 26. Gleicher Fall wie in Abbildung 25. Röntgenbild der rechten Hand mit den Grundphalangen II und III. Aufblätterung der Kompakta, subperiostale Resorptionszonen und kleine Zyste im Köpfchen der II. Grundphalanx

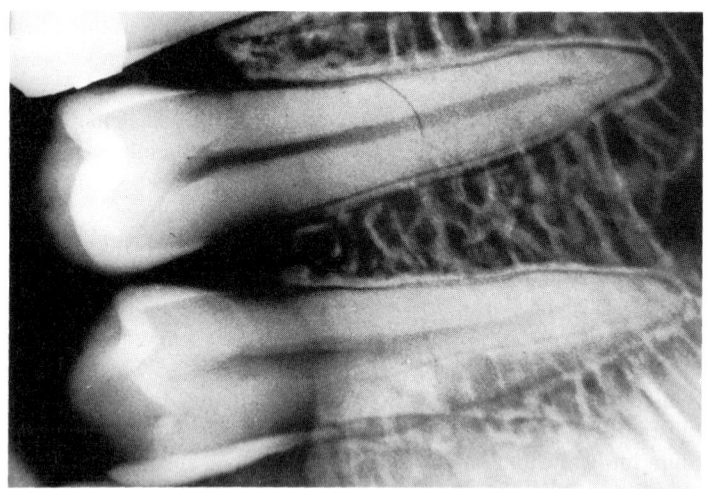

A

B

Abb. 27. A Völliges Fehlen der Lamina dura alveolaris bei feingranulärer Struktur der Kieferspongiosa bei Ostitis fibrosa generalisata cystica. **B** Im Vergleich zu **A** vollständig erhaltene Lamina dura alveolaris mit kräftiger Kieferspongiosa beim Gesunden

kommen ist. Dies bedeutet, daß nur eine weitgehend aufgelöste Lamina dura – dann meist in Kombination mit Veränderungen der Kieferspongiosa – überhaupt eine diagnostische Aussagekraft hat (Abb. 27). Obwohl zystische Veränderungen seit der Erstbeschreibung durch von RECKLINGHAUSEN 1891 für die Ostitis fibrosa generalisata cystica charakteristisch sind, beinhaltet der Nachweis dieser sog. braunen Tumoren gelegentlich differentialdiagnostische Schwierigkeiten, wenn andere Symptome des HPT wenig ausgeprägt und dem Röntgenologen nicht bekannt sind. In rd. 80% der Fälle lassen sich densitometrisch im Bereich der Skelettperipherie erniedrigte Mineralgehaltswerte nachweisen. Im eigenen Krankengut betrugen die Mineralverluste bis zu 60% der Norm. Wie bei den röntgenmorphometrischen Befunden liegt das Schwergewicht densitometrischer Untersuchungen auf der Verlaufskontrolle, da der Nachweis des Mineralverlustes selbst natürlich nicht spezifisch für das Vorliegen eines primären HPT ist. Die szintigraphischen und kalziumkinetischen Befunde sind besonders bei der Differentialdiagnose eines Hyperkalzämiesyndroms wertvoll.

Knochenhistologische Befunde. Eine aussagekräftige Befunderhebung setzt eine einwandfreie Gewinnung eines Knochenzylinders, entsprechende Aufarbeitungsmethoden und Spezialkenntnisse voraus. Im allgemeinen kann man annehmen, daß die knochenhistologischen Veränderungen dem Grad der Nebenschilddrüsenüberfunktion parallel gehen. Charakteristisch sind ein gesteigerter Knochenumbau durch aktivierte Osteoblasten, die als Säume dem Osteoid, das vermehrt aber gewöhnlich nicht verbreitert ist, aufsitzen. Daneben imponiert eine entsprechend gesteigerte Knochenresorption durch einkernige und mehrkernige Osteoklasten, die in flachen oder tiefen Resorptionslakunen lokalisiert sind und bei gleichzeitiger Faservermehrung im Sinne einer sog. dissezierenden Fibroosteoklasie in Erscheinung treten. Je länger diese erhöhten Knochenumbauvorgänge bestehen, umso mehr Fasergewebe findet sich, zunächst periossär und in fortgeschrittenen Stadien ausgedehnt in den Markräumen, das damit das blutbildende Mark weitgehend verdrängt (Abb. 28). Besonders im Mikroradiogramm wird gut erkennbar, daß umschriebene Bezirke oder ausgedehnte Spongiosaabschnitte in Geflechtknochen umgewandelt sein können. Noch erhaltener lamellä-

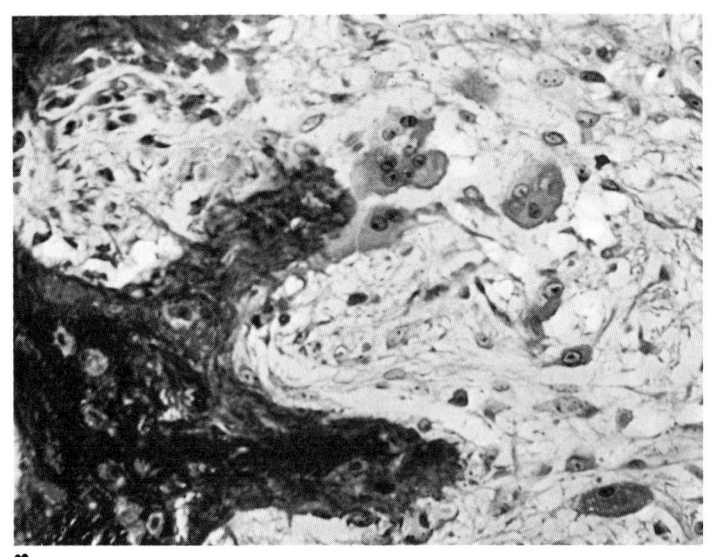

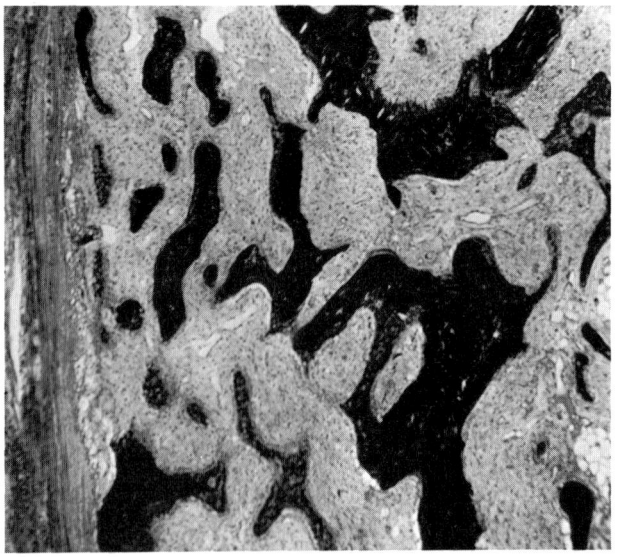

70

rer Knochen kann erweiterte Osteozytenlakunen aufweisen, ein Befund, der generell als periosteozytäre Osteolyse bezeichnet wird. In einer gewissen Zahl von Fällen mit pHPT ist der knochenbioptische Befund für eine Nebenschilddrüsenüberfunktion nicht beweisend, zumal geringen Steigerungen der Knochenumbauvorgänge auch andere Ursachen zugrunde liegen können.

Weitere Manifestationen des pHPT. Neben den dargestellten wichtigen Syndromen gibt es beim pHPT eine Reihe weiterer Organmanifestationen bzw. Begleiterkrankungen. An erster Stelle sind gastrointestinale Komplikationen zu nennen, zu denen Ulcera ventriculi und duodeni, akute und chronische Pankreatitis, sowie die Cholelithiasis gerechnet werden. Die Pathophysiologie ihres Zustandekommens ist bislang unzureichend geklärt. Bei der Häufigkeit der genannten Erkrankungen ist die Frage berechtigt, ob wirklich eine erhöhte Koinzidenz mit dem pHPT besteht. Die Rolle der Hyperkalzämie steht gegenüber dem erhöhten PTH-Spiegel pathogenetisch sicher im Vordergrund, da der mit sehr hohen PTH-Konzentrationen oft einhergehende sekundäre renale HPT diese Komplikationen nicht gehäuft aufweist. Lediglich die Pankreatitis wird hier des öfteren angetroffen, bei der jedoch eine urämische Genese anzunehmen ist. Bei vorliegendem Ulcus ventriculi bzw. duodeni sollten Kontrollen des Serum-Kalziums durchgeführt werden, um einen möglichen pHPT als Grundleiden nicht zu übersehen. Von seiten des Herz-Kreislaufsystems läßt sich in etwa der Hälfte der Fälle ein Hypertonus ermitteln. Da erhöhte Plasma-Renin-Spiegel nachgewiesen wurden, wird eine renale Genese diskutiert. Bei höhergradiger Hyperkalzämie sind die bekannten EKG-Veränderungen zu beobachten (s. S. 64). Herzrhythmusstörungen gelten als häufigste Todesursache im Rahmen der hyperkalzämischen Krise.

◁

Abb. 28. A Knochenhistologie vom Beckenkamm einer 76jährigen Frau mit primärem Hyperparathyreoidismus. Vollständige Fibrosierung der Markräume und weitgehende Resorption der Kompakta des Beckenkammes (oberer Bildrand) **B** Ausschnittsvergrößerung aus **A** mit Geflechtknochen, Markfibrose und zahlreichen mehrkernigen Osteoklasten

Psychiatrische, neurologische und muskuläre Störungen treten in unterschiedlicher Ausprägung ebenfalls nicht selten beim pHPT auf. Die psychiatrischen Störungen reichen von leichten depressiven Verstimmungen bis hin zu floriden Psychosen. Symptome von seiten der Muskulatur bestehen in Schwächegefühl und Müdigkeit und können gelegentlich als Muskelatrophie, Myositis und Polymyopathie in Erscheinung treten.

2.2.1.4 Sonderformen des pHPT

Zwei Sonderformen des pHPT stellen der familiäre HPT, sowie der HPT bei multipler endokriner Adenomatose dar:

Von besonderem Interesse beim *familiären HPT* ist das relativ häufige Auftreten von Nebenschilddrüsenhyperplasien oder multiplen Adenomen und die Tatsache, daß derartige Fälle gehäuft erneut einen pHPT entwickeln, nachdem ein symptomfreies Intervall nach erfolgreicher erster Nebenschilddrüsenoperation bestand. Untersuchungen größerer Sippen, zum Teil mit über 100 Familienangehörigen haben ergeben, daß in bis zu einem Drittel der Fälle Hyperkalzämien vorkommen.

Bei der *multiplen endokrinen Adenomatose (MEA)* werden zwei Typen unterschieden: Typ I (Wermer-Syndrom) umfaßt neben einem HPT ein Hypophysenadenom und ein Inselzelladenom, während Typ II ein medulläres Schilddrüsenkarzinom, sowie ein Phäochromozytom aufweist, z.T. auch ein Nebennierenrindenadenom. Verschiedene Arbeiten weisen auf mögliche Beziehungen zwischen dem familiären HPT und der multiplen endokrinen Adenomatose hin.

2.2.1.5 Diagnose und Differentialdiagnose

Eine typische Anamnese und die beschriebenen vielfältigen Symptome können im Einzelfall die Verdachtsdiagnose eines pHPT nahelegen. Die biochemischen Befunde sind jedoch letztlich für die Diagnose ausschlaggebend. Die größte Bedeutung kommt der Bestimmung des Serum-Kalzium-Spiegels bzw. dem Nachweis einer Hyperkalzämie zu. In Abhängigkeit von der Bestimmungsmethode variiert der Normalbereich und wird meist zwischen 2,25 und 2,63 mmol/l (9,0–10,5 mg/100 ml) angegeben. Liegen die Serum-Kalziumwerte im Grenzbereich der oberen Norm, so sind wiederholte Kontrollen an mehreren Tagen erforderlich. Obwohl nur die ionisierte Kalzium-Fraktion für den Funktionszustand der Nebenschilddrüsen bedeutungsvoll ist, wird aus methodischen Gründen meist nur das Gesamtkalzium im Serum bestimmt. Bei ausgeprägten Hypoproteinämien beim pHPT ist es denkbar, daß bei normaler Gesamtkalziumkonzentration das ionisierte Kalzium erhöht ist. Aus dem bekannten Nomogramm von McLean und Hastings lassen sich diese Beziehungen ermitteln (Abb. 3). Eine nachgewiesene Hyperkalzämie bedarf in jedem Fall der sorgfältigen differentialdiagnostischen Abklärung des zugrunde liegenden Krankheitsprozesses (Tabelle 16).

Eine erhöhte Parathromon-Konzentration gehört neben der Hyperkalzämie zum wichtigsten Befund beim pHPT. Methode und Interpretation weisen allerdings verschiedene Probleme auf. Im peripheren Blut zirkulieren mindestens drei Fraktionen, nämlich das intakte Hormonmolekül mit 84 Aminosäuren, Bruchstücke mit endständiger NH_2-Gruppe und Bruchstücke mit endständiger COOH-Gruppe (s. Abb. 6, 7). Während das komplette PTH und die NH_2-terminalen Bruchstücke eine kurze Halbwertszeit haben, ist die der COOH-terminalen Fragmente lang. Da die biologische Aktivität des PTH an die Aminosäuren 1 bis 34 gebunden ist, ist nur ein Teil der im Blut zirkulierenden Bruchstücke stoffwechselaktiv. Daraus wird verständlich, daß zwischen der radioimmunologisch gemessenen PTH-Konzentration und der vorhandenen biologischen Aktivität Dis-

Tabelle 16. Differentialdiagnose der Hyperkalzämie (Kruse und Kuhlencordt 1982)

1. Hyperparathyreoidismus
2. Pseudohyperparathyreoidismus
3. Osteolytische Prozesse
4. Hyperthyreose
5. Vitamin D-Intoxikation
6. Sarkoidose
7. Nebennierenrindeninsuffizienz
8. Immobilisation
9. Milch-Alkali-(Burnett-)Syndrom
10. Idiopathische Hyperkalzämie
11. Familiäre hypokalzurische Hyperkalzämie
12. Lithiumtherapie
13. Fehlbestimmung

krepanzen vorkommen. Außerdem ist für die PTH-Konzentration im Serum die renale Ausscheidung bedeutungsvoll, so daß eine eingeschränkte Nierenfunktion zu erhöhten PTH-Konzentrationen führen kann, ohne daß diese im Sinne eines primären oder sekundär renalen HPT aufzufassen sind. Das gleichzeitige Vorliegen von Hyperkalzämie und erhöhter PTH-Konzentration spricht für einen primären oder tertiären HPT und differentialdiagnostisch gegen einen malignen osteolytischen Prozeß. Allerdings muß ein Pseudohyperparathyreoidismus mit ektopischer Parathormonproduktion im Sinne eines paraneoplastischen Syndroms oder einer paraneoplastischen Osteopathie ausgeschlossen werden.

Routinemäßig sollten der anorganische Phosphor, Harnstoff-N und Kreatinin im Serum, sowie die Kalzium-Ausscheidung im 24 Stunden-Harn gemessen werden. Entsprechend der verminderten renaltubulären Phosphatrückresorption ist beim pHPT der Serum-Phosphatspiegel typischerweise vermindert, dieser Befund wird in etwa 60% der Fälle angetroffen. Für die Interpretation der PTH- und Elektrolytwerte sind Kreatinin und Harnstoff-N unbedingt erforderlich. In rd. der Hälfte der Fälle findet sich eine Hyperkalzurie über 7,5 mmol/24 Std., die als ein Faktor in der Urolithiasisgenese bedeutungsvoll ist.

Bei normaler Nierenfunktion weist der pHPT eine erhöhte renale cAMP-Ausscheidung auf, die bei Gesunden $3,6 \pm 0,7$ mmol/g Kreatinin/24 Std. beträgt. Aus der Phosphat- und Kreatinin-Clearance läßt sich die tubuläre renale Phosphatrückresorption berechnen. $\text{TRP} \% = (1 - \frac{Cp}{Ccr}) \times 100$. Als sicher pathologisch im Sinne einer verminderten tubulären Phosphatrückresorption werden Werte unter 65% angenommen, während der Normalwert bei 85% liegt. In knapp der Hälfte der Fälle findet sich eine Erhöhung der alkalischen Serum-Phosphatase, die im Zusammenhang mit der Ostitis fibrosa generalisata zu sehen ist, sofern keine Hepatopathie besteht.

Der größte Teil der früher für die Diagnostik empfohlenen Nebenschilddrüsenfunktionstests ist durch die Parathormon-Bestimmungen inzwischen praktisch bedeutungslos geworden, so daß auf die Darstellung dieser Verfahren verzichtet wird.

Die vielfach geübte präoperative Lokalisationsdiagnostik eines vermuteten Nebenschilddrüsenadenoms ist keineswegs befriedigend. Mittels selektiver Halsvenensondierung mit Blutentnahme zur PTH-

Bestimmung aus dem Abflußgebiet der Schilddrüse bzw. der Nebenschilddrüsen lassen sich nur dann gute Ergebnisse erzielen, wenn in einer sehr aufwendigen Form untersucht wird. In neuerer Zeit scheint die sonographische Untersuchung der Halsregion eine größere Sicherheit in der Voraussage der Adenomlokalisation zu bieten. Dabei sind Trefferquoten von über 80% erzielt worden. Das gleiche gilt für die $^{99m}Tc/^{201}Tl$-Subtraktionsszintigraphie von Schilddrüse und Nebenschilddrüsen.

Eine der wichtigsten differentialdiagnostischen Aufgaben ist die Abgrenzung des pHPT vom sog. Pseudohyperparathyreoidismus (PsHPT). Damit ist ein Krankheitsbild gemeint, das einen pHPT imitiert und auf einer ektopischen Produktion von PTH, PTH-ähnlichen Substanzen oder anderen Stoffen beruht, die zur Hyperkalzämie führen. Als paraneoplastisches Syndrom kommt der PsHPT am häufigsten beim Bronchialkarzinom und beim hypernephroiden Karzinom vor, die zusammen etwa 60% der Neoplasien mit ektopischer PTH-Produktion ausmachen. Die Karzinome, die in der Reihenfolge ihrer Häufigkeit danach kommen, sind Ovarialkarzinome, Pankreaskarzinome und gastrointestinale Neoplasien. Bei einem PTH-Radioimmunoassay mit Antikörpern gegen die endständige COOH-Gruppe werden beim PsHPT relativ niedrigere Konzentrationen des Hormons im Verhältnis zur Hyperkalzämie als beim pHPT gemessen. Dieses wird dadurch erklärt, daß bei der ektopischen PTH-Produktion der Anteil COOH-terminaler Fragmente im Serum niedriger als beim pHPT liegt.

In 50 bis 90% der Fälle mit Produktion PTH-ähnlicher Substanzen sollen diese radioimmunologisch erfaßbar sein. Bekanntlich stammen die Nebenschilddrüsen entwicklungsgeschichtlich nicht von den APUD-(Amine precursor uptake decarboxylation-)Zellen ab. Dennoch sind aus APUD-Zellen entstandene Tumoren in späteren Stadien der Entdifferenzierung in der Lage, auch Hormone wie PTH zu bilden. Darüber hinaus können Hormone von Tumoren produziert werden, die nicht von den APUD-Zellen abstammen, wie z. B. das hypernephroide Karzinom. Wenn sich bei einer paraneoplastischen Hyperkalzämie kein erhöhtes PTH nachweisen läßt, sind auch andere Ursachen zu erwägen. In der Diskussion sind u. a. D-hormonähnliche Substanzen, Prostaglandine und ein osteoklastenaktivierender Faktor. Osteolytische Prozesse durch Knochenmetastasen oder Hämoblastosen sind stets in der Differentialdiagnose eines pHPT oder eines PsHPT zu bedenken. Die PTH-Bestimmungen ergeben gewöhnlich supprimierte oder normale Werte, wobei sich knochenhistologisch keine Veränderungen im Sinne einer Osteodystrophia fibrosa generalisata nachweisen lassen.

2.2.1.6 Therapie

Die Therapie der Wahl des pHPT ist die operative Entfernung des überfunktionierenden Nebenschilddrüsengewebes, d. h. eines oder mehrerer Adenome bzw. die subtotale Nebenschilddrüsenresektion bei diffuser Hyperplasie. Entsprechend der pathologisch-anatomischen Grundlage sind am häufigsten solitäre Adenome zu erwarten, die nach dem eigenen Krankengut in 58% rechtsseitig lagen, und häufiger die oberen Nebenschilddrüsen betrafen. In 6% fanden wir zwei Adenome. Diffuse Hyperplasien aller Nebenschilddrüsen sind beim primären HPT nach neueren Untersuchungen offenbar häufiger, als früher vermutet wurde. Schwierigkeiten können atypisch lokalisierte Nebenschilddrüsen bereiten, deren Sitz vom Zungengrund bis in das tiefere Mediastinum reicht.

Wenn Alter und Allgemeinzustand oder vom HPT unabhängige Zweiterkrankungen eine Kontraindikation für ein chirurgisches Vorgehen darstellen, müssen in Abhängigkeit von der Höhe des Serumkalzium-Spiegels konservative Maßnahmen in Erwägung gezogen werden. Gleiches gilt für Fälle in der hyperkalzämischen Krise, deren Serumkalzium-Spiegel bis zum Operationstermin gesenkt werden sollte. Drei Behandlungsprinzipien können isoliert oder kombiniert angewandt werden, nämlich Erhöhung der renalen Kalziumausscheidung, Hemmung der Knochenresorption sowie Bremsung der intestinalen Kalziumresorption. Für die renale Kalziumausscheidung ist in erster Linie eine forcierte Diurese mit physiologischer Kochsalzlösung als Dauerinfusion geeignet, deren Dosis in Abhängigkeit von den Kreislaufverhältnissen zu gestalten ist. In Frage kommen 3 bis 5 l innerhalb von 24 Stunden, wobei selbstverständlich die Serum-Elektrolyte, der zentrale Venendruck und die Flüssigkeitsbilanz zu überwachen sind. Zusätzlich kann Furosemid (Lasix) der Infusionsflüssigkeit beigegeben werden. Bei ungenügendem Therapieeffekt wurden früher Phosphat-Pufferlösungen infundiert, deren Risiko jedoch in der Ausbildung extraossärer Verkalkungen liegt. Zur Hemmung der Knochenresorption sind Kalzitonin oder Zytostatika, wie Mithramycin, geeignet. Kalzitonin allein in einer Dosis von 300 bis 400 MRC-Einheiten i. v. pro Tag erbringt meist eine Senkung des Serum-Kalzium-Spiegels um rd. 10% des Ausgangswertes. In lebensbedrohlichen Fällen kommt eine einmalige Dosis von Mithramycin in Frage, dessen Wirkungseintritt jedoch erst nach 24 bis 36 Stunden zu erwarten ist. Zur Hemmung der intestinalen Kalziumresorption sind Natrium-Zellulosephosphat, sowie Corticosteroide einsetzbar. Während das Zellulosephosphat Kalzium bindet, sollen Corticosteroide in einer Dosis von 50 bis 100 mg Prednison über einen D-Hormonantagonismus wirksam werden.

2.2.1.7 Verlauf und Prognose

Die Prognose des erfolgreich operierten pHPT ist generell gut. Bleibende Schäden betreffen in erster Linie präoperativ erworbene Nieren- und Skelettveränderungen. Eine rezidivierende doppelseitige Nephrolithiasis sistiert in den Fällen, bei denen in erster Linie die parathormonbedingte Hyperkalzurie als Ursache anzusehen war. Mit der Rückbildung einer Nephrokalzinose oder der Besserung einer bereits präoperativ eingetretenen Niereninsuffizienz ist nicht zu rechnen. Ein im Zusammenhang mit dem pHPT zuerst aufgetretener Hypertonus bildet sich etwa in der Hälfte der Fälle nach Korrektur der Nebenschilddrüsenüberfunktion zurück. Eindrucksvoll sind die Rückbildungserscheinungen der Ostitis fibrosa generalisata, die histologisch schon 1 bis 2 Tage postoperativ das Verschwinden der erhöhten osteoklastischen Resorption und in späteren Stadien selbst die Remission der periossären Fibrosierungen der Markräume erkennen lassen. Verlaufskontrollen des Knochenmineralgehaltes des peripheren Skeletts zeigen eine wieder ansteigende Tendenz, die in zwei Jahren gut 4% beträgt. Bei den sehr fortgeschrittenen Fällen von pHPT ist – wenn ein erheblicher Knochensubstanzverlust eingetreten war – nicht mehr mit einer Restitutio ad integrum zu rechnen. Dadurch ergibt sich später das pathologisch-anatomische Bild einer starken inaktiven Osteoporose, deren eigentliche Ursache bei Nichtbeachtung der Anamnese verkannt wird. Diese Osteoporose läßt sich natürlich nur in die Gruppe der sehr vielfältigen sekundären Osteoporoseformen einordnen. Nachuntersuchungen von Knochenzysten im Rahmen der Ostitis fibrosa generalisata lassen zumeist eindrucksvolle Reparationsvorgänge in Form von Verdickungen der Zystenwände erkennen.

War die Nebenschilddrüsenoperation erfolglos, so persistiert der pHPT, ohne daß man die langzeitige Prognose sicher beurteilen kann. Wenn einige Zeit nach erfolgreicher Nebenschilddrüsenoperation erneut eine Hyperkalzämie auftritt, so kann es sich entweder um ein Rezidiv eines pHPT durch ein Nebenschilddrüsenkarzinom handeln, um einen neuen pHPT oder um einen nicht radikal genug operierten pHPT mit diffuser Hyperplasie der Nebenschilddrüsen.

2.2.1.8 Folgezustände eines erfolgreich operierten primären Hyperparathyreoidismus

Da die Begriffe sekundärer und tertiärer HPT in der Literatur festgelegt sind, wurden die Folgezustände des pHPT auch als quartärer (KEATING jr.) und als quintärer HPT (KUHLENCORDT) bezeichnet. Zur Diagnosestellung des quartären HPT muß postuliert werden, daß ein primärer HPT erfolgreich operiert wurde, bei dem bereits eine HPT-bedingte Niereninsuffizienz vorlag und damit die Voraussetzungen für die Entwicklung eines regulativen HPT gegeben waren. Pathophysiologisch entspricht der quartäre HPT einem sekundär-renal bedingten HPT, von dem er sich grundsätzlich jedoch in der Primärerkrankung unterscheidet. Der quintäre HPT stellt eine Steigerung des Krankheitsbildes dar, indem die Nebenschilddrüsenüberfunktion autonomen Charakter gewinnt, der sich durch ansteigende Serumkalziumwerte zu erkennen gibt. Bei dem pathologisch-anatomischen Bild der Hyperplasie der Restnebenschilddrüsen kann sich dabei eine zusätzliche Adenombildung entwickeln. Damit entspricht die Konstellation des quintären HPT der des tertiären, von dem er sich prinzipiell im Grundleiden unterscheidet.

2.2.2 Sekundärer Hyperparathyreoidismus

Unter einem sekundären Hyperparathyreoidismus (sHPT) versteht man eine Nebenschilddrüsenüberfunktion, die sich regulativ als Folge einer Hypokalzämie entwickelt. Sie geht somit primär nicht von den Nebenschilddrüsen aus, sondern kommt durch renale oder gastrointestinale Funktionsstörungen zustande. Der sHPT ist demzufolge eine Art Adaptationsmechanismus auf eine Verminderung der ionisierten Kalziumfraktion im Blut. Durch Fortbestehen der Grunderkrankung unterhält die Hypokalzämie den Überfunktionszustand der Nebenschilddrüsen.

2.2.2.1 Sekundärer renaler Hyperparathyreoidismus
Definition, Ätiologie und Pathogenese. Für die Definition ist eine chronische Nierenerkrankung mit Einschränkung der glomerulären Filtration und Anstieg harnpflichtiger Substanzen im Serum die Conditio sine qua non. Dabei muß eine Hypokalzämie vorliegen, die zu einer erhöhten PTH-Sekretion führt. Die Ursache der chronischen Niereninsuffizienz ist für die Entwicklung des sekundären renalen HPT ohne wesentliche Bedeutung.

Der eigentliche pathogenetische Faktor für die Aktivierung der Nebenschilddrüsen bei chronischer Niereninsuffizienz ist die Hypokalzämie. Diese ist multifaktoriell bedingt und hängt zusammen mit einer gestörten intestinalen Kalziumresorption infolge einer verminderten $1,25\,(OH)_2D_3$-Bildung in der Niere, einer urämiebedingten Verschlechterung des zellulären Kalziumtransportes, einer eingeschränkten renalen Phosphatclearance mit konsekutiver Hyperphosphatämie und einer relativen Resistenz des Skeletts gegenüber PTH. Als Folge des sekundären HPT entwickelt sich eine renale Osteodystrophie, die neben den Zeichen des HPT auch eine erhöhte oder verminderte Spongiosadichte und/oder eine Mineralisationsstörung aufweisen kann. Während letztere über den gestörten D-Stoffwechsel erklärt wird, werden Osteosklerosen beobachtet, wenn u. a. hohe Kalziumphosphatprodukte im Serum vorliegen.

Vorkommen und Häufigkeit. Die Häufigkeit der renalen Osteodystrophie richtet sich in erster Linie nach der Frequenz chronischer Nierenerkrankungen mit glomerulärer Insuffizienz. Eine Aktivierung der Nebenschilddrüsen mit den Auswirkungen auf das Skelett entwickelt sich in Abhängigkeit von der Dauer und dem Schweregrad der Niereninsuffizienz. Erhöhte PTH-Werte im Serum bedeuten nicht in jedem Fall, daß ein sekundärer HPT vorliegen muß, da es durch den veränderten PTH-Stoffwechsel bei Niereninsuffizienz auch zu einer Akkumulierung biologisch inaktiver Bruchstücke des

PTH-Moleküls kommen kann, die in Abhängigkeit von der Art des Immunoassays zu einem gewissen Prozentsatz erfaßt werden.

Klinik. Subjektive Beschwerden treten erst auf, wenn es über den sHPT zu Skelettveränderungen kommt oder wenn ein erhöhtes Kalziumphosphatprodukt zu extraossären Verkalkungen in den Weichteilen und Gefäßen führt. Knochenschmerzen kommen besonders in belastungsabhängigen Partien zur Beobachtung, wie Wirbelsäule, Becken und untere Extremitäten. Die extraossären Verkalkungen sind vorwiegend periartikulär anzutreffen und können zu schmerzhaften Beeinträchtigungen der Gelenkbeweglichkeit führen. In fortgeschrittenen Stadien sind Kalkablagerungen in verschiedenen Organen mikroskopisch und evtl. auch makroskopisch in Form einer feinfleckigen Kalzinose sichtbar, speziell in der Lunge, am Herzen, in der Magenschleimhaut und in den Nieren. Myopathische Beschwerden werden ebenfalls auf Störungen des Kalziumphosphatstoffwechsels bezogen. Dabei soll eine Korrelation zwischen PTH-Konzentration im Serum und einer verminderten Leitgeschwindigkeit motorischer Nerven bestehen. Symptome einer Polyneuritis dürften in erster Linie auf die chronische Niereninsuffizienz und deren Stoffwechselveränderungen zu beziehen sein.

Biochemie. Die charakteristischen biochemischen Befunde beim sHPT sind neben Erhöhungen von Kreatinin und Harnstoff-N eine Hypokalzämie und Normo- bzw. Hyperphosphatämie, sowie eine erhöhte PTH-Konzentration. Die Hyperphosphatämie ist ein Befund, der sich bei Einschränkung der glomerulären Filtrationsleistung unter etwa 30 ml/min. einstellt. Sehr hohe Phosphatwerte führen trotz niedriger Serumkalziumkonzentration zu einer Erhöhung des Kalziumphosphatproduktes, das sich durch Multiplikation der Konzentrationen in mg/100 ml errechnet. Werte über 70 gelten dabei als Risiko für das Auftreten von Weichteilverkalkungen. Die Kalziumkonzentrationen im Serum können bei chronischer Hämodialyse deutlich in Abhängigkeit von der Kalziumkonzentration im Dialysat schwanken. Bei den heute empfohlenen Badkonzentrationen von 1,75 mmol/l weisen die Serumwerte vor und nach Dialyse eine Differenz von etwa 12% auf. Bei Filtrationsraten unter 15 ml/min. kommen Hypermagnesämien vor, die bei der chronischen Niereninsuffizienz einen gewissen Bremseffekt auf die PTH-Sekretion ausüben sollen. Das Verhalten der alkalischen Serumphosphatase ist unterschiedlich. Stärkergradige Erhöhungen sind in der Regel Ausdruck aktivierter Osteoblasten bei Ostitis fibrosa generalisata und/oder einer Knochenmineralisationsstörung. Bei Dialysefällen sprechen sehr hohe Phosphatasewerte eher für einen ausgeprägten sekundären HPT als für eine Osteomalazie.

Entsprechend der gestörten Hydroxylierung von 25 (OH) D_3 in den Nieren sind erniedrigte Werte von 1,25 (OH) $_2D_3$ beim sHPT die Re-

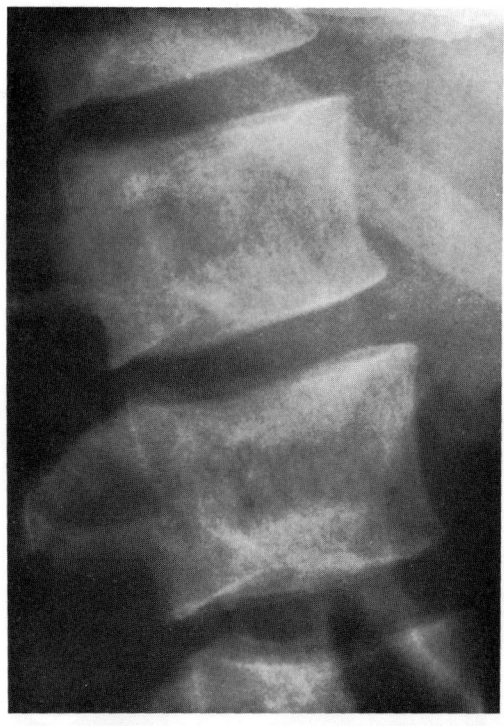

Abb. 29. Seitliche Röntgenaufnahme der oberen LWS eines 43jährigen Mannes mit chron. Niereninsuffizienz und langjähriger renaler Osteopathie unter Vitamin D-Behandlung. Dreischichtung der Wirbelkörper im Sinne von sog. Sandwichwirbeln oder rugger-jersey Wirbeln

gel. Die Angaben über die 25 (OH) D₃-Konzentrationen sind nicht einheitlich, generell jedoch im Normbereich, während die Konzentration des 24, 25 (OH) $_2$D$_3$ häufig vermindert ist.

Radiologische Befunde. Im allgemeinen ähneln die röntgenologischen Skelettbefunde denjenigen des pHPT mit zwei Ausnahmen: Zysten bzw. braune Knochentumoren sind beim sHPT ungewöhnlich, während bei gleichzeitigen schweren osteomalazischen Veränderungen auch Looser'sche Umbauzonen beobachtet werden können. Am häufigsten findet sich eine erhöhte Strahlentransparenz, die sich bei Hämodialyse-Fällen in etwa 40% durch direkte Knochenmineralmessung objektivieren läßt. Im eigenen Krankengut betrug der

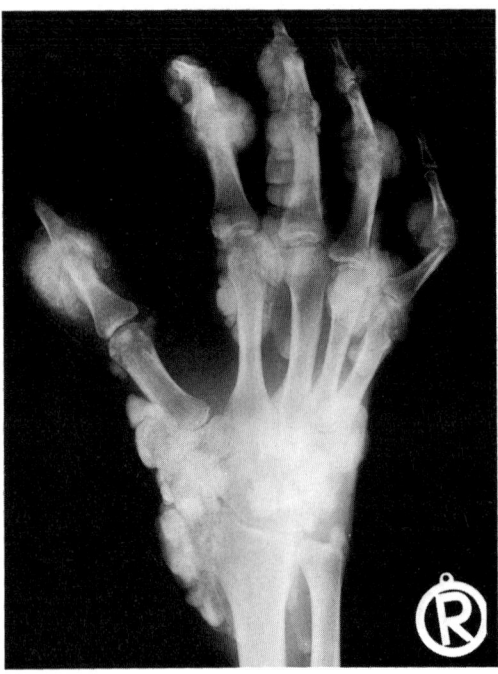

Abb. 30. Röntgenaufnahme der rechten Hand eines 28jährigen Mannes mit chronischer Niereninsuffizienz unter Hämodialysebehandlung. Ausgedehnte periartikuläre Verkalkungen bei einem Kalziumphosphatprodukt bis 150

durchschnittliche Mineralverlust in 15 Monaten 2,5%. Pathognomonischer Befund einer gesteigerten Osteoklasie ist eine subperiostale Resorption, sowie eine Akroosteolyse. An den Wirbelkörpern sind zum Teil Veränderungen mit Verdichtungen der Grund- und Deckplatten bei weitgehendem Schwund der zentralen Spongiosabezirke sichtbar, so daß eine Dreischichtung des Wirbelkörpers resultiert (rugger-jersey oder Sandwich-Wirbel), (Abb. 29). Eindrucksvoll kann die fleckige Atrophie des Schädeldaches sein, gelegentlich in Kombination mit einer Verdickung der Tabula interna. Bei der Analyse der Skelettveränderungen imponieren in Einzelfällen die bereits genannten extraossären Verkalkungen. Periartikulär kann es zu knolligen Kalkablagerungen kommen, die häufig die Gegend der Schulter, des Ellenbogens und der Hände betreffen (Abb. 30). Gefäßverkalkungen sind besonders im Bereich der Arteria radialis, sowie der Arteria femoralis und der Arteria iliaca anzutreffen.

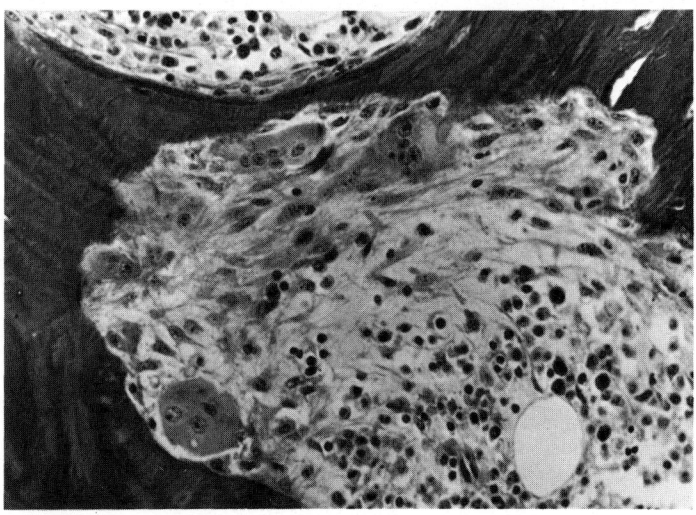

Abb. 31. Knochenhistologischer Befund des Falles in Abb. 30. Hochgradige osteoklastäre Resorption durch zahlreiche mehrkernige Osteoklasten mit gleichzeitiger Bindegewebsvermehrung im Sinne einer dissezierenden Fibroosteoklasie

Knochenhistologische Befunde. In praktisch allen Fällen von chronischer Niereninsuffizienz mit sHPT liegt mikroskopisch eine renale Osteodystrophie vor, die vorzugsweise Kriterien einer Ostitis fibrosa, einer Osteomalazie oder einer Kombination beider Prozesse zeigt (Abb. 31). Letztgenanntes ist sowohl bei der terminalen Niereninsuffizienz als auch unter Hämodialyse-Behandlung am häufigsten anzutreffen. Bezogen auf die Knochendichte bzw. Knochenmasse können sowohl Hyperostosen als auch Osteoporosen vorkommen. Die vielfach benutzte indifferente Bezeichnung renale Osteopathie soll lediglich Skelettveränderungen zum Ausdruck bringen, ohne diese histologisch näher zu charakterisieren.

Diagnose und Differentialdiagnose. Die Diagnose des sHPT stützt sich auf die genannten biochemischen Befunde im Zusammenhang mit der Anamnese einer chronischen Niereninsuffizienz. Eigentliche Schwierigkeiten in der Differentialdiagnose erwachsen beim Übergang des sekundären in einen tertiären HPT, wenn die Serumkalziumwerte in den Bereich der Norm oder darüber ansteigen. Diese Fälle lassen sich bei Unkenntnis früherer biochemischer Befunde nicht sicher vom pHPT mit konsekutiver Niereninsuffizienz abgrenzen. In der Differentialdiagnose stellt sich gelegentlich die Frage, ob eine vorliegende Hypokalzämie auch Ausdruck einer andersartigen Erkrankung sein kann (Tabelle 17).

Therapie. Die Behandlung des sekundären renalen Hyperparathyreoidismus kann diätetisch, medikamentös oder chirurgisch (Tabel-

Tabelle 17. Differentialdiagnose der Hypokalzämie (KRUSE und KUHLEN-CORDT 1982)

1. Chronische Niereninsuffizienz
2. Malabsorptionssyndrom
3. Primärer oder sekundärer Hypoparathyreoidismus
4. Pseudohypoparathyreoidismus
5. Vitamin D-Mangel
6. Heilphase einer Rachitis bzw. Osteomalazie
7. Akute Pankreatitis
8. Infusion kalziumbindender Substanzen oder Intoxikationen
9. Fehlbestimmung

Tabelle 18. Zusammenstellung der wichtigsten Ansatzpunkte der Therapie der renalen Osteopathie

---

1. Regulation des Serum-Phosphats
   auf 1,13–1,61 mmol/l ≙ 3,5–5,0 mg%
   a) Reduktion der oralen Zufuhr (0,8–1,0 g/d)
   b) Gabe phosphatbindender Antazida
   c) Vermeidung einer Hypophosphatämie

2. Regulation der Kalzium-Zufuhr
   a) Orale Zufuhr etwa 1,0 g/d
   b) Dialysat-Kalzium 6,0–6,5 (–7,0) mg%

3. D-Hormon-Therapie
   a) Vitamin D_3 ~10000–40000 I. E./d *oder*
   b) D-Hormone, z. B. 1,25 (OH)$_2$ D_3 ~0,5–2,0 µg/d

4. Subtotale Parathyreoidektomie

---

le 18) erfolgen. Das Grundleiden der chronischen Niereninsuffizienz selbst soll hier unberücksichtigt bleiben. Ansatzpunkte der konservativen Therapie richten sich besonders auf das Serumkalzium, den anorganischen Phosphor und den D-Hormonstoffwechsel. Zur Senkung bzw. Normalisierung erhöhter anorganischer Phosphorwerte im Serum empfehlen sich eine phosphatarme, d. h. eine fleisch- und milchproduktarme Diät und zusätzlich phosphatbindende Substanzen. In Frage kommen handelsübliche Antazida, die Aluminiumhydroxyd, Aluminiumkarbonat oder Magnesiumhydroxyd enthalten. Bei nicht dialysierten Fällen sollte versucht werden, den Phosphatspiegel zwischen 0,9 und 1,3 mmol/l zu halten, während bei Dialysefällen unmittelbar vor der Dialyse die Werte etwas höher bis 1,6 mmol/l liegen können. Hypophosphatämien sollten wegen des Risikos von Knochenmineralisationsstörungen vermieden werden.

Die Anhebung der erniedrigten Serumkalziumwerte stellt einen sinnvollen Mechanismus zur Bremsung der Nebenschilddrüsenüberfunktion dar. In Frage kommen eine zusätzliche orale Kalziummedikation, die Förderung der intestinalen Kalziumresorption durch Vitamin D bzw. D-Hormone, sowie bei Dialysepatienten eine entsprechend hohe Kalziumkonzentration im Dialysat. Jede Art der Anhebung des Serumkalziums hat zu bedenken, daß bei einer noch bestehenden Hyperphosphatämie das Risiko der Ausbildung extraossärer Verkalkungen gegeben ist. Dieselben therapeutischen Gesichtspunkte gelten im Hinblick auf die Behandlung der renalen Osteopathie, wobei die blutchemischen Befunde und die Knochenhistologie jeweils zu berücksichtigen sind. Als Richtlinien für die Vitamin D- bzw. die D-Hormonbehandlung gelten unter diesen Umständen etwa 10000 bis 40000 I.E. Vitamin D_3 (Cholecalciferol) entsprechend 0,25 bis 1,0 mg täglich oder 0,5 bis 2,0 µg 1,25 (OH) $_2D_3$. Dabei sind engmaschige biochemische Kontrollen, speziell der Kalzium- und Phosphorwerte im Serum erforderlich. Die wesentlichen Indikationen einer D-Therapie sind in Tabelle 19 zusammengefaßt.

Tabelle 19. Indikationen einer Vitamin D- bzw. einer D-Hormontherapie bei renaler Osteopathie

1. Hypokalzämie $<2,25$ mmol/l
2. Manifester sekundärer HPT
3. Osteomalazie mit/ohne sek. HPT
4. Vorliegen zusätzlicher Faktoren, die zur Osteomalazie führen können
5. Ausgeprägte proximale Myopathie
6. Vor geplanter subtotaler Parathyreoidektomie
7. Bei den meisten Kindern

Eine chirurgische Behandlung in Form einer subtotalen Nebenschilddrüsenresektion, gegebenenfalls mit autologer Nebenschilddrüsentransplantation in die Muskulatur des Unterarmes kommt für Fälle in Betracht, die konservativ nicht zu beherrschen sind (Tabelle 20).

Tabelle 20. Indikationen einer subtotalen Parathyreoidektomie bei renaler Osteopathie

Manifester sekundärer HPT und mindestens einer der folgenden Punkte:

1. Hyperkalzämie $>2,9$–$3,0$ mmol/l
2. Progressive extraossäre Verkalkung
3. Therapieresistenter Pruritus
4. Gefäßverkalkungen mit Ulcera und Nekrosen

Verlauf und Prognose. Die weitere Entwicklung eines sHPT hängt wesentlich vom Verhalten der zugrundeliegenden Nierenerkrankung ab. Grundsätzlich gilt die Erfahrung, daß mit fortschreitender Niereninsuffizienz und zunehmender Erkrankungsdauer der sHPT bzw. die renale Osteopathie zunimmt. Eine Dauerdialyse-Behandlung alleine kann ein Fortschreiten der renalen Osteopathie meist nicht verhindern. Eine erfolgreiche Nierentransplantation unterbricht demgegenüber die pathophysiologischen Mechanismen zur Entwicklung eines sHPT, allerdings wirkt die notwendige immunsuppressive Therapie der positiven Beeinflussung der Osteopathie entgegen.

2.2.2.2 Intestinal bedingter sekundärer Hyperparathyreoidismus

Die für den sekundären renalen HPT ausschlaggebende Hypokalzämie ist auch beim Vorliegen einer intestinalen Funktionsstörung das wesentliche pathogenetische Moment der Entstehung einer Nebenschilddrüsenüberfunktion. In Frage kommen alle Erkrankungen, die über eine Malabsorption u./o. Maldigestion zu erniedrigten Serumkalziumwerten führen. Zu nennen sind Zustände nach Magenteil- oder -totalresektion, Leber- und Gallenwegserkrankungen, Störungen der exokrinen Pankreasfunktion, sowie Dünndarmerkrankungen. Schwerste Hypokalzämien – unter 1,5 mmol/l – und Skelettveränderungen können besonders im Zusammenhang mit einer einheimischen Sprue vorkommen. Durch gleichzeitige Störungen der Fettresorption und der fettlöslichen Vitamine ist der intestinale sHPT lediglich Teilkomponente einer viel komplexeren Störung des Kalzium- und Knochenstoffwechsels (s. S. 112). Es ist deswegen nicht verwunderlich, daß Knochenmineralisationsstörungen im Sinne einer Osteomalazie evtl. in Kombination mit einer Osteoporose das knochenhistologische Bild beherrschen können.

Im Gegensatz zum sekundären renalen HPT findet sich gewöhnlich bei einem sHPT intestinaler Genese eine Hypophosphatämie als Folge der intestinalen Resorptionsstörung. Hypokalzämie und erhöhte PTH-Konzentration sind für die Diagnose die ausschlaggebenden Befunde. Ein erniedrigter Serumkalziumspiegel führt beim Malabsorptionssydrom nur dann zu keiner Stimulation der Nebenschilddrüsen, wenn bei Hypoproteinämie die ionisierte Kalziumfraktion im Serum noch im Normbereich liegt (s. Abb. 3).

Verständlich sind die oft zu beobachtenden sehr niedrigen Urinkalziumausscheidungen, die sowohl durch eine verminderte Clearance als auch durch eine erhöhte tubuläre Kalziumrückresorption im Sinne eines Sparmechanismus zustande kommen. Erster Verdacht auf eine Knochenbeteiligung bei einem intestinal bedingten sHPT kann sich aus einer alkalischen Phosphataseerhöhung ergeben.

Therapeutisch steht die Behandlung der intestinalen Grunderkrankung, soweit dies möglich ist, an erster Stelle. Darüber hinaus muß Sorge getragen werden für ein genügendes Kalziumangebot mit der Nahrung, das sich durch Milchprodukte steuern läßt. Eine zusätzliche Kalziumsubstitution ist durch entsprechende handelsübliche Präparate möglich. Außerdem kommen zur Verbesserung der Kalziumresorption Vitamin D bzw. D-Hormone in Frage. Bei fortbestehender Steatorrhoe sind parenterale Gaben zu bevorzugen. Hierfür steht allerdings nur Vitamin D selbst zur Verfügung, das in der Regel als Depot von 600 000 I. E. intramuskulär gespritzt wird. Die notwendige Dosierung ist individuell sehr unterschiedlich und richtet sich nach dem Verhalten der Serum- und Urinkalziumwerte. Eine Vitamin D-Behandlung läßt sich in ihrem Ausmaß oft gut durch Bestimmung des 25 (OH) D kontrollieren, wobei die therapeutisch erforderlichen Serumkonzentrationen durchaus oberhalb des physiologischen Normbereiches (Tabelle 34) dieses Metaboliten liegen können, ohne daß Kriterien einer Vitamin D-Intoxikation nachzuweisen sind.

2.2.2.3 Folgezustände des sekundären Hyperparathyreoidismus

Auf der Grundlage eines sHPT kann sich nach längerem Verlauf ein tertiärer HPT entwickeln. Dieser ist charakterisiert durch einen normalen oder erhöhten Serumkalziumspiegel, der in der Regel durch Entwicklung eines Nebenschilddrüsenadenoms auf dem Boden einer diffusen Hyperplasie zustande kommt. Diese Situation läßt sich gewöhnlich konservativ nicht befriedigend beherrschen, so daß sich die Indikation für eine subtotale Nebenschilddrüsen-Resektion ergibt. Sind Anamnese und Verlauf bekannt, so ist die Diagnose eines tertiären HPT leicht zu stellen. Die Entwicklung eines tertiären HPT ist praktisch nur im Zusammenhang mit einer chronischen Niereninsuffizienz von Bedeutung, während bei einer intestinalen Grundstörung diese HPT-Form zu den großen Ausnahmen gehört. Differentialdiagnostisch kommt im Grunde nur ein primärer HPT mit bereits eingetretener Nierenfunktionsstörung in Betracht, der prinzipiell die gleiche laborchemische Konstellation wie der tertiäre renale HPT bieten kann. Bei unbekannter Vorgeschichte kann eine sichere Unterscheidung beider HPT-Formen gelegentlich unmöglich sein.

2.3 Osteomalazie

Der in vielen wissenschaftlichen Abhandlungen und Lehrbüchern zitierte Satz: „Die Osteomalazie ist die Rachitis des Erwachsenen" stammt aus dem Jahre 1850 von TROUSSEAU und LASÈGUE. Diese Ansicht stieß 1853 noch auf entschiedenen Widerstand von R. VIRCHOW, bis G. POMMER 1885 durch seine sehr umfangreichen und grundlegenden „Untersuchungen über Osteomalazie und Rachitis" pathologisch-anatomisch und histologisch die prinzipielle Gleichartigkeit beider Erkrankungen überzeugend darstellen konnte. ALBRIGHT und REIFENSTEIN (1948) haben dieses Krankheitsbild schließlich neben der Osteoporose und der Ostitis fibrosa generalisata als dritten Typ einer generalisierten metabolischen Osteopathie gesehen und bereits eine Einteilung geschaffen, die in den heutigen Einteilungsprinzipien immer noch erkennbar ist. Erst die vertiefte Forschung auf dem Gebiet des Vitamin D-Stoffwechsels bzw. der D-Hormone in neuerer Zeit erbrachte neben vielen neuen Erkenntnissen auch ein Spektrum ungeklärter Fragen, um deren Beantwortung viele Arbeitsgruppen bemüht sind.

2.3.1 Definition

Bei der Osteomalazie (OM) ist die Mineralisation der neugebildeten Knochenmatrix gestört, so daß histologisch eine Vermehrung der nicht mineralisierten Knochenmatrix (= Osteoid) resultiert. Fortgeschrittene Krankheitsbilder können dabei Knochenverbiegungen aufweisen.

Da Klinik und biochemische Befunde – im Gegensatz zur pathologischen Anatomie des Knochens – nicht so spezifisch sind, sind sie für die Diagnose der OM allein ungeeignet.

2.3.2 Vorkommen und Häufigkeit

Die Osteomalazie ist Symptom verschiedener Grunderkrankungen oder Kalziumphosphat-Stoffwechselstörungen. Sie läßt sich daher im Gegensatz zur primären Osteoporose praktisch immer auf eine faßbare Ursache zurückführen. Vorkommen und Häufigkeit stehen daher in direkter Beziehung zu ihrer Ätiologie.

2.3.3 Pathogenese

Im Gegensatz zur einheitlichen Pathogenese aller Osteoporoseformen wird die Mineralisationsstörung der OM durch ganz verschiedene Mechanismen hervorgerufen. Bedeutungsvoll sind die Kalzium- und Phosphatkonzentrationen im Serum und im Extrazellularraum, d.h. das Kalziumphosphatprodukt, der D-Hormonstoffwechsel, die Aktivität der alkalischen Phosphatase, der Säure-Basenhaushalt, die Aktivität der spezifischen Knochenzellen, sowie die Knochenmatrix in ihrer Struktur und Zusammensetzung. Bei der Darstellung der verschiedenen Formen der OM wird auf die jeweiligen pathogenetischen Mechanismen eingegangen.

2.3.4 Einteilung und Ätiologie

Nach eigenen klinischen Erfahrungen hat sich uns die Einteilung der OM in 6 Hauptgruppen bewährt. Dabei handelt es sich um Osteomalazien durch
  I. Vitamin D-Mangel
 II. D-Hormonstoffwechsel-Störungen
III. Renale tubuläre Funktionsstörungen
 IV. Phosphatasemangel
  V. Knochenmatrixstörungen und
 VI. Knochenumbaustörungen.
Klinisch kommt den Gruppen I–III (Tabelle 21) die Hauptbedeutung zu. Bei den Osteomalazien im Rahmen einer Malabsorption und Maldigestion finden sich ebenso wie bei der chronischen Niereninsuffizienz häufig pathologisch-anatomische Mischbilder von

Tabelle 21. Einteilung der Osteomalazie nach ätiologischen und pathogenetischen Gesichtspunkten (KRUSE und KUHLENCORDT 1980)

I. Osteomalazie durch Vitamin D-Mangel
  A. Mangelhafte oder fehlende UV-Bestrahlung und/oder mangelhafte Vitamin D-Zufuhr
  B. Malabsorption und Maldigestion
    1. Osteomalazie nach Magenresektion
    2. Osteomalazie bei Leber- und Gallenwegserkrankungen
    3. Osteomalazie bei Pankreaserkrankungen
    4. Osteomalazie bei Dünndarmerkrankungen

II. Osteomalazie durch D-Stoffwechselstörungen
  A. Gestörte Bildung von 25-Hydroxycholecalciferol
    1. Medikamentöse Ursachen
      Osteopathia antiepileptica
    2. Bei Lebererkrankungen
  B. Gestörte Bildung von 1,25-Dihydroxycholecalciferol
    1. Bei chronischer Niereninsuffizienz
    2. Hereditäre Pseudo-Mangelrachitis

III. Osteomalazie bei renalen tubulären Funktionsstörungen
  A. Phosphatdiabetes
  B. Phosphatdiabetes in Kombination mit anderen Erkrankungen
    1. Phosphatdiabetes bei polyostotischer fibröser Knochendysplasie
    2. Phosphatdiabetes bei Neurofibromatose
    3. Phosphatdiabetes und Tumoren
    4. Vitamin D-resistente Osteomalazie nach Ureterosigmoidostomie
  C. Phosphatdiabetes in Kombination mit weiteren tubulären Funktionsstörungen
    1. Phosphatdiabetes mit Glukosurie und weiteren proximalen und distalen Tubulusfunktionsstörungen
    2. Tubulusfunktionsstörungen und Tumoren
    3. Tubulusfunktionsstörungen bei Schwermetallintoxikation und nach Einnahme überalterter Tetrazykline
    4. Zystinose
    5. Okulo-zerebro-renales Syndrom
    6. Hyperglyzinurie-Syndrom
  D. Renale tubuläre Azidose

IV. Osteomalazie durch Phosphatasemangel

V. Osteomalazie durch Knochenmatrixstörungen
  (Fibrogenesis imperfecta ossium)

VI. Osteomalazie durch Knochenumbaustörungen
  A. Nach operativer Korrektur eines primären Hyperparathyreoidismus
  B. Unter Fluoridtherapie

Osteoporose, Osteomalazie und Ostitits fibrosa generalisata. Aus diesem Grunde wurden die renalen und intestinalen Osteopathien gesondert abgehandelt (Seite 109 u. 112). Aus Tabelle 21 ist für die meisten Osteomalazieformen die Ätiologie ersichtlich. Ergänzend sei vermerkt, daß es sich bei der Mehrzahl der renalen tubulären Funktionsstörungen um genetisch bedingte Krankheitsbilder handelt. Gleiches gilt für die Hypophosphatasämie. Die Knochenmatrixstörungen sind sehr seltene Krankheitsbilder, zu denen auch die unzureichend definierte Fibrogenesis imperfecta ossium gehört. Bei den Osteomalazien durch Knochenumbaustörungen handelt es sich nur um passager auftretende Osteoidvermehrungen, die klinisch praktisch bedeutungslos sind.

2.3.5 Klinik

Je nach Stadium des Krankheitsprozesses zeigen sich die folgenden Symptome in variabler Kombination: Diffuse Schmerzhaftigkeit des Skeletts, Adynamie, Watschelgang, Knochenverbiegungen, Größenabnahme mit Stammverkürzung und Thoraxdeformierungen.
Die Skelettschmerzen und Verbiegungen betreffen besonders die statisch belasteten Partien, d.h. am häufigsten Wirbelsäule, Becken und untere Extremitäten. Der Watschelgang resultiert aus einem positiven Trendelenburg'schen Phänomen durch Schwäche der Glutealmuskulatur und/oder Verbiegung des Schenkelhalses im Sinne einer Varisierung. Schmerzhaftigkeit und Adynamie können bis zur Gehunfähigkeit und völligen Immobilität führen. Die Erklärung der Adynamie bereitet auch heute noch Schwierigkeiten, gewöhnlich wird sie in Zusammenhang mit dem Phosphatstoffwechsel durch eine Hypophosphatämie erklärt. Auf spezielle Befunde wird bei den verschiedenen OM-Formen eingegangen.

2.3.5.1 OM durch Vitamin D-Mangel

Normalerweise ist in unseren geographischen Breiten eine mangelhafte oder fehlende UV-Bestrahlung als alleinige Ursache einer OM nicht mehr zu beobachten. Bei gleichzeitiger mangelhafter oraler Vitamin D_2- oder D_3-Zufuhr kann jedoch eine unzureichende Sonnenbestrahlung Mineralisationsstörungen im Skelett mitbedingen. Gefährdet sind bei uns besonders dunkelhäutige Menschen, deren Hautpigmentierung alleine schon eine Barriere für die Umwandlung von 7-Dehydrocholesterin in Cholecalciferol darstellt. Es liegen verschiedene Studien darüber vor, daß die Konzentration des 25-Hydroxycholecalciferol im Blut offenbar in einer direkten Beziehung zur Sonnenexposition der Haut der betreffenden Person steht, wie sich dies auch in den jahreszeitlichen Schwankungen wiederspiegelt.

Der tägliche Vitamin D-Bedarf bei Gesunden wird von der National Academy of Sciences USA mit 400 IE angegeben, dies soll sowohl für Säuglinge und Kinder als auch für Erwachsene gelten. Während der Schwangerschaft und Laktation wird keine erhöhte Vitamin D-Zufuhr empfohlen. Generell kann man davon ausgehen, daß eine normale gemischte Kost genügende Mengen an Vitamin D enthält. Nur bei sehr einseitigen Ernährungsformen können langfristig nach Entleerung der Depots D-Mangelerscheinungen manifest werden.

2.3.5.2 OM durch D-Stoffwechselstörungen

Gestörte Bildung von 25-Hydroxycholecalciferol. Eine Störung der 25-Hydroxylierung des Cholecalciferol in der Leber (s. Abb. 11) kann ursächlich durch Medikamente oder durch Leberparenchymschäden bedingt sein.

Als eine medikamentös bedingte OM wurde zuerst die sogenannte Osteopathia antiepileptica 1968 beschrieben. Dieses Krankheitsbild wurde nach einer Langzeitbehandlung mit bestimmten Antiepileptika, insbesondere Phenylhydantoin und Phenobarbital beobachtet. Dabei finden sich verminderte Serumkonzentrationen von 25 (OH) D_3 offenbar als Folge einer medikamentös verursachten Induktion mikrosomaler Leberenzyme. Dies bedeutet, daß das Cholecalciferol in der Leber unzureichend in 25 (OH)D_3 überführt wird, da vermehrt unphysiologische Stoffwechselprodukte entstehen. Ob allerdings die verminderten 25 (OH)D-Konzentrationen als Erklärung für die Skelettveränderungen ausreichen, ist letztlich nicht entschieden. Diskutiert wird auch eine direkte Wirkung der Antiepileptika auf den Dünndarm und das Knochengewebe.

Bei alkoholischer Fettleber oder Leberzirrhose wurde in den letzten Jahren mehrfach über D-Stoffwechselstörungen berichtet. Neben der verminderten Hydroxylierung in der Leber werden eine reduzierte Eiweißbindung des $25\,(OH)D_3$ im Blut und eine verminderte UV-Bestrahlung bei Alkoholikern als pathogenetische Faktoren der Mineralisationsstörungen im Skelett in Erwägung gezogen. Genaue Zahlenangaben über die Häufigkeit klinisch bedeutsamer Osteopathien fehlen bislang, da diese gegenüber dem eigentlichen Grundleiden in den Hintergrund treten.

Gestörte Bildung von 1,25-Dihydroxycholecalciferol. Bei fortschreitender chronischer Niereninsuffizienz kommt es auch zu einem zunehmenden Ausfall der 1-Hydroxylierung des $25\,(OH)D_3$, die ein wesentlicher pathogenetischer Faktor für die Entwicklung ossärer Mineralisationsstörungen im Rahmen der renalen Osteopathie darstellt (s. S. 110).

Vom Krankheitsbild der sogenannten hereditären Pseudomangelrachitis, das 1961 beschrieben wurde, lassen sich zwei Formen unterscheiden:

Typ I weist einen angeborenen Enzymdefekt der $25\,(OH)D_3$-1-Hydroxylase in den Nieren auf und geht daher charakteristischerweise mit stark verminderten oder nicht nachweisbaren Serumkonzentrationen von $1,25\,(OH)_2D_3$ einher. Erste Symptome, meist in Form tetanischer Krämpfe, treten gewöhnlich schon zwischen dem 3. und 12. Lebensmonat auf. Häufig kommt es zu Schmelzhypoplasien der Zähne.

Typ II zeigt erhöhte Serumkonzentrationen von $1,25\,(OH)_2D_3$, so daß eine Resistenz der Zielorgane bzw. ein Rezeptordefekt für diesen D-Metaboliten angenommen wird. Das Krankheitsbild manifestiert sich mit rachitischen Knochenveränderungen im frühen Kindes- oder Jugendalter und geht oft mit einer Alopezie einher.

Für beide Formen wird ein autosomal rezessiver Erbgang angenommen. Pathologische laborchemische Befunde sind neben dem gestörten D-Hormonstoffwechsel eine Hypokalzämie und Hypophosphatämie sowie teilweise eine Hyperaminoacidurie.

2.3.5.3 OM bei renalen tubulären Funktionsstörungen

Wie aus Tabelle 21 ersichtlich, lassen sich die renalen Tubulusfunktionsstörungen in 4 Gruppen unterteilen, die im folgenden betrachtet werden:

Phosphatdiabetes. Dieser Begriff wird im Zusammenhang mit einer Rachitis (R) oder Osteomalazie (OM) verwandt. Als Synonima gebräuchlich sind: Hypophosphatämische R/OM; Vitamin D-resistente R/OM; Familiäre hypophosphatämische R/OM (bei entsprechender Familienanamnese).

Beim Phosphatdiabetes liegt eine Störung der proximalen Nierentubuli vor, die zu einer verminderten Phosphatrückresorption bzw. zu einer erhöhten Phosphatclearance führt. Die prozentuale Phosphatrückresorption läßt sich bei bekannter Phosphat-(C_p)- und Kreatininclearance (C_{cr}) wie folgt berechnen:

$$\text{TRP}\,(\%) = (1 - \frac{C_p}{C_{cr}}) \times 100$$

Werte zwischen 85 und 60% gelten mit großer Wahrscheinlichkeit, Werte unter 60% als sicher verminderte Phosphatrückresorption. Als Ursache der Tubulusstörung werden Enzym- und Membrandefekte der Tubuluszellen vermutet. Derartige Fälle bieten – abgesehen von der Hypophosphatämie und Hyperphosphatasämie – normale biochemische Befunde. Generell finden sich normale Parathormonkonzentrationen im Serum, während diskrepante Befunde von D-Metaboliten-Konzentrationen berichtet wurden. Ob für die das Krankheitsbild charakterisierende Mineralisationsstörung des Skeletts allein das erniedrigte Kalziumphosphatprodukt im Serum verantwortlich ist oder ob weitere Faktoren, wie z.B. eine zusätzliche Vitamin D-Stoffwechselstörung eine Rolle spielen, ist ungeklärt.

Bei den genetisch bedingten Formen des Phosphatdiabetes findet sich am häufigsten ein X-chromosomal-dominanter Erbgang, seltener sollen eine autosomal-dominante oder rezessive Vererbung sein. Bei Fällen mit leerer Familienanamnese muß meist offenbleiben, ob es sich hier um ein sporadisches Auftreten oder um ein erworbenes Leiden handelt. Dies gilt besonders für Erstmanifestationen im Erwachsenenalter.

Die klinische Ausprägung der Osteopathie ist in ihrem Schweregrad unterschiedlich und hängt wesentlich von der frühzeitigen Erfassung der Stoffwechselstörung ab. Beim familiären Phosphatdiabetes ist bei Manifestation im Kindesalter mit einem Minderwuchs zu rechnen. Auch unter ständiger Behandlung wird eine Körpergröße von

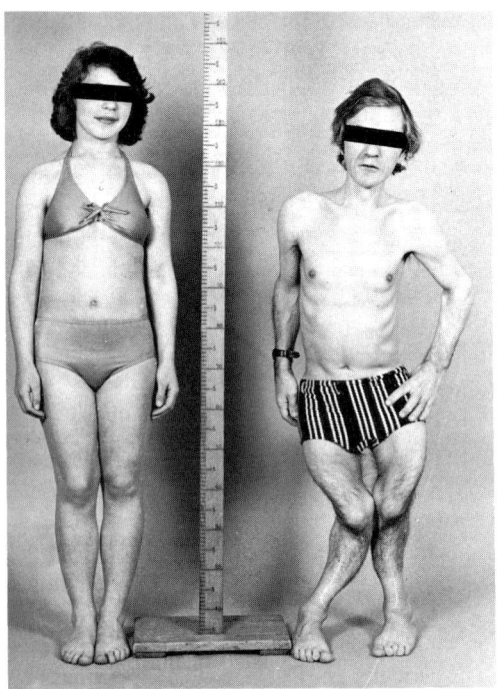

Abb. 32. Familiärer X-chromosomal dominanter Phosphatdiabetes bei Vater und Tochter. Groteske Verbiegungen der unteren Extremitäten und Status nach wiederholten Osteotomien beim Vater. Kleinwuchs von 148 cm auch bei der Tochter, Status nach Korrekturosteotomie wegen Genua valga

150 cm selten überschritten (Abb. 32). Interessant ist die Beobachtung, daß innerhalb einer Sippe neben manifest erkrankten Mitgliedern auch Personen vorkommen, die trotz Hypophosphatämie und entsprechend niedrigem Kalziumphosphatprodukt Mineralisationsstörungen des Knochens vermissen lassen.

Phosphatdiabetes in Kombination mit anderen Erkrankungen. Fälle mit Phosphatdiabetes bzw. Vitamin D-resistenter Osteomalazie wurden auch im Zusammenhang mit einer polyostotischen fibrösen Knochendysplasie, einer Neurofibromatose, mit verschiedenen Tumoren sowie nach Ureterosigmoidostomie beschrieben. Dabei han-

Tabelle 22. Einteilung der verschiedenen Krankheitsbilder mit renal-tubulären Funktionsstörungen (KRUSE und KUHLENCORDT 1980)

Krankheitsbild	Phosphat	Glukose	Aminosäuren	Wasser	Wasserstoff Bikarbonat	Weitere Störungen
Phosphatdiabetes	+					
Phosphatdiabetes mit Glukosurie	+	+				
Proximales Tubulus-Syndrom	+	+	+			
Distales Tubulus-Syndrom (renale tubuläre Azidose)					+	
Proximales und distales Tubulus-Syndrom (DeToni-Debré-Fanconi-Syndrom)	+	+	+	±	+	z.T. mit Proteinurie
Cystinose (Lignac-Fanconi-Syndrom)	+	+	+	±	+	Cystinspeicherung
Okulo-zerebrorenales Syndrom (Lowe-Syndrom)	+	±	+		+	geistige Retardierung Hypotonie, Hyporeflexie, Katarakt, Glaukom
Hyperglyzinurie-Syndrom	+	+			+	Hyperglyzinurie

delt es sich um Krankheitsprozesse, bei denen der Phosphatdiabetes erst als Zweiterkrankung erfaßt wurde. Es wurden in der Literatur auch Fälle mitgeteilt, bei denen sich der Phosphatdiabetes nach chirurgischer Entfernung der Geschwulst (meist primäre Knochentumoren) vollständig zurückbildete. Für die bei diesen Fällen mögliche humorale Induktion der Tubulusfunktionsstörung gibt es verschiedene Erklärungsversuche, die noch in der Diskussion sind.

Phosphatdiabetes in Kombination mit weiteren Tubulusfunktionsstörungen. Die verschiedenen diesbezüglichen Krankheitsbilder sind in Tabelle 22 mit ihren jeweiligen Tubulusstörungen aufgeführt. Der reine Phosphatdiabetes wurde im vorherigen Kapitel bereits abgehandelt. Der Phosphatdiabetes mit renaler Glukosurie wird auch als Vitamin D-resistente OM mit renaler Glukosurie bezeichnet. In der Kombination mit einer Hyperaminoazidurie spricht man von einem proximalen Tubulussyndrom.

Das proximale und distale Tubulussyndrom entspricht mit seinen Störungen den von DeToni (1933), Debré (1934) und Fanconi (1936) beschriebenen Krankheitsbildern. Daher wird dieses Syndrom auch mit diesen Autorennamen belegt, gelegentlich allerdings zu Unrecht nur mit dem Namen Fanconi's bezeichnet. In Kombination mit einer Cystinspeicherung spricht man von einer Cystinose oder auch vom Lignac-Fanconi-Syndrom. Obwohl dabei auch eine Hyperaminoacidurie vorliegt, ist die Cystinausscheidung im Urin nicht wie beim Krankheitsbild der Cystinurie exzessiv erhöht. Das oculo-cerebro-renale (Lowe-)Syndrom ist genetisch bedingt und wurde 1952 zuerst beschrieben. Das Hyperglycinurie-Syndrom ist klinisch durch eine ausgesprochene Muskelschwäche charakterisiert und wird auch Vitamin D-resistente OM mit Hyperglycinurie genannt.

Über die Ursachen der beschriebenen Syndrome gibt Tabelle 23 Auskunft. Wie schon beim Phosphatdiabetes ausgeführt, bleibt bei Manifestation im Erwachsenenalter und bei leerer Familienanamnese häufig unklar, ob es sich um ein erworbenes oder um ein genetisch bedingtes Krankheitsbild mit Spätmanifestation handelt. Aufgrund einer eigenen Beobachtung von 2 Männern mit proximalem und distalem Tubulussyndrom, deren Erkrankung nach 2- bzw. 3-jähriger Behandlungszeit voll reversibel war, kann zumindest für dieses Syndrom ein exogener ätiologischer Faktor als gesichert angenommen werden.

Generell ist bei den genannten Krankheitsbildern mit dem Auftreten einer OM zu rechnen, obwohl in der früheren Literatur dabei auch reine Osteoporosen beschrieben wurden. Wie beim reinen Phosphat-

Tabelle 23. Ätiologie der verschiedenen Krankheitsbilder mit renal-tubulären Funktionsstörungen (KRUSE und KUHLENCORDT 1980)

Krankheitsbild	erworben	genetisch
Phosphatdiabetes	fraglich	X-chromosomal dominant; selten autosomal dominant, rezessiv oder sporadisch
Phosphatdiabetes mit Glukosurie	fraglich	ungeklärt
Proximales Tubulus-Syndrom („proximales Fanconi-Syndrom")	fraglich	autosomal rezessiv
Distales Tubulus-Syndrom (renale tubuläre Azidose)	möglich	autosomal rezessiv oder dominant
Proximales und distales Tubulus-Syndrom (DeToni-Debré-Fanconi-Syndrom)	möglich	autosomal rezessiv
Cystinose (Lignac-Fanconi-Syndrom)	–	autosomal rezessiv
Okulo-zerebro-renales Syndrom (Lowe-Syndrom)	–	X-chromosomal dominant
Hyperglyzinurie-Syndrom	fraglich	ungeklärt

diabetes dürfte für die Mineralisationsstörung in erster Linie das erniedrigte Kalziumphosphatprodukt im Serum durch die Hypophosphatämie verantwortlich sein. Daneben darf für die Entwicklung einer OM sicher nicht die metabolische Azidose als Erklärung außer Acht gelassen werden, denn durch eine isolierte renale Azidose alleine ist bereits eine OM (Seite 100) möglich. Klinische Erscheinungen von seiten der Tubulusfunktionsstörungen sind nur bei gröberen Störungen des Wasserhaltes, sowie durch Hypokaliämien und erhöhte renale Kaliumverluste zu erwarten. Hypophosphatämie, renale Glukosurie und Hyperaminoacidurie sind zwar symptomlos, für die Diagnostik dieser Krankheitsbilder jedoch von essentieller Bedeutung. Zu ihrer Erkennung sind oft tägliche Urinuntersuchungen erforderlich. Die wichtigsten im Urin erhöht nachweisbaren Aminosäuren sind Threonin, Serin, Glycin, Alanin, Histidin und Arginin. Dabei finden sich im Serum normale Aminosäurenkonzentrationen. Generell liegen keine Störungen des Kalziumstoffwechsels vor, so daß man davon ausgehen kann, daß die Nebenschilddrüsen in ihrer Funktion regelrecht sind.

Tubulusfunktionsstörungen und Tumoren. Ungeklärt sind bislang Zusammenhänge zwischen proximalen und distalen Tubulusfunktionsstörungen und Tumoren. In einer Reihe kasuistischer Fälle wird über das Auftreten eines Plasmozytoms mit Bence Jones-Proteinurie, bei der es sich in der Regel um Kappa-Ketten handelte, berichtet. Bemerkenswert ist, daß sich die Tubulusfunktionsstörungen nicht im Laufe des Plasmozytoms entwickelten, sondern bei allen beschriebenen Fällen schon vorher bestanden. Auch beim Phosphatdiabetes wurde auf einen Zusammenhang mit Tumoren bindegewebigen Ursprungs hingewiesen.

Tubulusfunktionsstörungen bei Schwermetallintoxikationen und nach Einnahme überalteter Tetracycline. Offenbar können toxische Schäden in Einzelfällen zu der Symptomatik eines DeToni-Debré-Fanconi-Syndroms führen. Beschrieben wurde dies beim Morbus Wilson, sowie bei Blei-, Quecksilber- und Kadmiumintoxikationen. Unter demselben Aspekt sind offenbar auch die tubulär-renalen Funktionsstörungen nach Einnahme überalteter Tetracycline zu sehen.

Renale tubuläre Azidose. Die renale tubuläre Azidose kommt als isoliertes Krankheitsbild oder in Kombination mit den anderen genannten Tubulusfunktionsstörungen vor (Tabelle 22). Die genetisch bedingte isolierte tubuläre Azidose ist auch unter den Autorennamen als Lightwood-Butler-Albright-Syndrom bekannt. Daneben gibt es erworbene Formen dieses Krankheitsbildes bei einer Reihe von Grunderkrankungen, wie Kryoglobulinämie, Makroglobulinämie, lupoide Hepatitis, rheumatoide Arthritis, multiples Myelom, Sjögren-Syndrom, Leberzirrhose, Amyloidose, Galaktosämie, Fruktoseintoleranz, Morbus Wilson, Hyperthyreose, Hyperparathyreoidismus, Pyelonephritis und im Zusammenhang mit Medikamentennebenwirkungen durch überalterte Tetracycline, Phenacetin, Paraldehyd, Amphotericin B, 6-Mercaptopurin und Sulfonamiden. Bei der Vielzahl der aufgeführten heterogenen Ursachen ist es schwer, ein einheitliches pathogenetisches Prinzip zu erkennen. Vielleicht gelingt eine bessere Übersicht, wenn man die zugrundeliegenden

Störungen im Zusammenhang mit folgenden Grunderkrankungen betrachtet, wie
1. Erkrankungen mit Veränderungen der Globuline
2. Störungen des Kohlenhydrat-Stoffwechsels
3. Störungen des Schwermetall-Stoffwechsels
4. Endokrine Erkrankungen
5. Entzündliche Nierenerkrankungen
6. Medikamenten-Nebenwirkungen.

Gegenüber der genetisch bedingten renalen tubulären Azidose werden diese symptomatischen Formen im Rahmen anderer Grunderkrankungen wegen ihres passageren Auftretens selten erfaßt.

Die pathogenetischen Mechanismen des Lightwood-Butler-Albright-Syndroms liegen entweder in einer mangelhaften renalen Ausscheidung von Wasserstoffionen in den distalen Nierentubuli oder in einem erhöhten Bicarbonatverlust durch eine verminderte Bicarbonatrückresorption. Diese werden auch als Typ I und Typ II der renalen Azidose unterschieden. Die metabolische Systemazidose bei alkalischem Urin ist ein Befund, der eine Conditio sine qua non

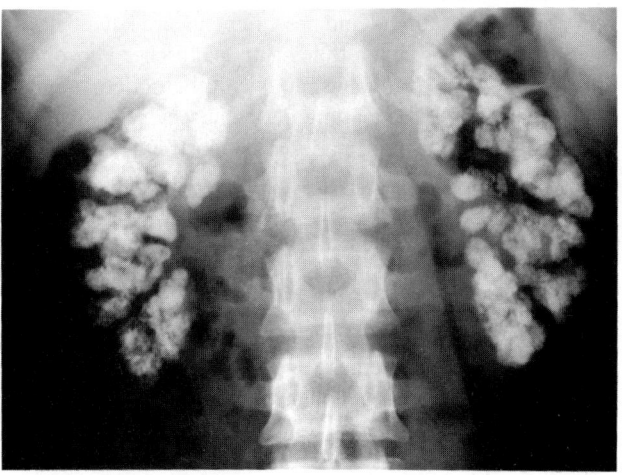

Abb. 33. Röntgenbild einer doppelseitigen hochgradigen Nephrokalzinose eines 24jährigen Mannes mit renaler tubulärer Azidose (Lightwood-Butler-Albright Syndrom)

für die Diagnostik ist. Daraus resultiert der Ausfall von Kalziumsalzen im Nierenparenchym und in den ableitenden Harnwegen, so daß es zu dem sehr charakteristischen röntgenologischen Befund der doppelseitigen Nephrokalzinose kommen kann (Abb. 33). Für die Osteomalazie-Entwicklung, d. h. für die Mineralisationsstörung der organischen Knochenmatrix findet sich bislang keine andere Ursache als die erwähnte metabolische Azidose, zumal auch deren Beseitigung zur Aufhebung der gestörten Knochenmineralisation führt. Da sich unter der erforderlichen alkalisierenden Therapie zur Azidosebekämpfung an der renalen tubulären Funktionsstörung prinzipiell nichts ändert, wird letztlich das Schicksal derartiger Fälle von dem weiteren Verlauf des Nierenparenchymprozesses entschieden. So ist langfristig mit einer Progression der Nephrokalzinose zu rechnen, die schließlich auch zur Retention harnpflichtiger Substanzen führt. Diese Fälle sollten regelmäßig in ärztlicher Kontrolle bleiben, um gegebenenfalls eine Dekompensation der Niereninsuffizienz rechtzeitig zu erkennen.

2.3.5.4 Osteomalazie durch Hypophosphatasämie

Bei diesem Krankheitsbild, das erstmalig 1948 von RATHBUN bei einem zwei Monate alten Kind beschrieben wurde, handelt es sich um einen genetisch bedingten Mangel an alkalischer Phosphatase. Dieses relativ seltene Krankheitsbild ist von besonderem theoretischen Interesse, da es die Bedeutung der alkalischen Phosphatase für die Knochenmineralisation geradezu demonstriert. Ein ausreichender Gehalt der Osteoblasten an Phosphatase ist offenbar unbedingt erforderlich, um die Mineralisationsvorgänge des neu gebildeten Osteoids zu gewährleisten. Diese Annahme gründet sich auch auf die Tatsache der normalen Kalzium- und Phosphorkonzentrationen, d. h. auf ein normales Kalziumphosphatprodukt im Serum, wie es diese Fälle in der Regel zeigen. Der Schweregrad einer derartigen Erkrankung reicht von einer kongenitalen letalen Form bis zur Manifestation im Erwachsenenalter, die zuerst durch Knochenschmerzen, Knochenverbiegungen, Umbauzonen und Frakturen in Erscheinung tritt (Abb. 34).

Der charakteristische blutchemische Befund ist die verminderte Aktivität der alkalischen Phosphatase, die unter 40% der unteren Grenze der Norm liegen soll. Ein weiterer typischer Befund stellt eine er-

Abb. 34. Röntgenaufnahme des linken Oberschenkels eines 35jährigen Mannes mit hereditärer Hypophosphatasämie, dessen Sohn ebenfalls eine pathologisch erniedrigte alkalische Serumphosphatase aufwies. Spontanfraktur im Bereich einer vorbestehenden Looser'schen Umbauzone, wobei auch die rechte Seite einen gleichartigen Befund bot. Später nach Gebrauch von Unterarmstützen Spontanfrakturen beider Oberarme

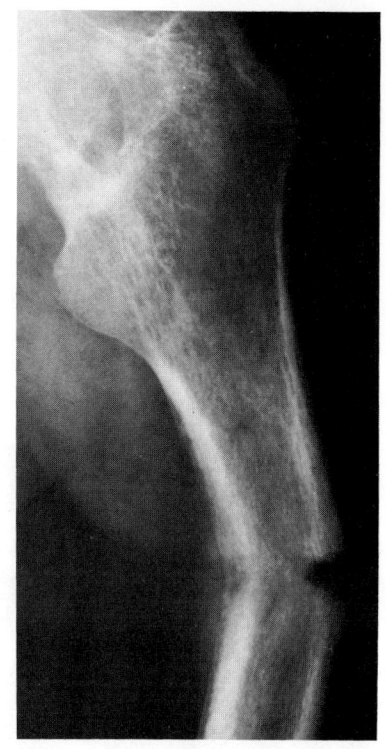

höhte Phosphoäthanolamin-Ausscheidung im Urin dar, die nach eigener Erfahrung nicht in jedem Fall vorhanden ist. Da es bis heute für diese Erkrankung keine kausale oder andere mineralisationsfördernde Behandlung gibt, sind lediglich orthopädische bzw. chirurgische Maßnahmen zur Erhaltung von Stabilität und Beweglichkeit des Skeletts der betroffenen Person anzustreben, u. a. durch Osteosynthesen oder Stützmieder.

2.3.6 Diagnose und Differentialdiagnose

Eine detaillierte Familienanamnese kann bei den vielfach genetisch bedingten Osteomalazie-Formen zur Diagnose und Differentialdiagnose beitragen und gegebenenfalls durch humangenetische Untersuchungen ergänzt werden.

Führende Osteomalazie-Symptome sind Knochenschmerzen, Knochenverbiegungen, Adynamie und Watschelgang im Sinne eines Trendelenburg'schen Phänomens.

Die laborchemischen Untersuchungen sind in ihren Befunden entsprechend der Vielfältigkeit der Osteomalazie-Formen variabel und sind in ihrer speziellen Konstellation bei den verschiedenen Einzel-

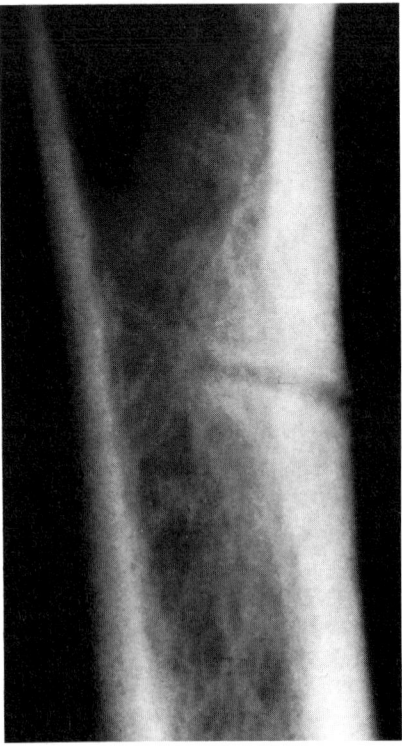

Abb. 35. Charakteristischer röntgenologischer Befund einer Looser'schen Umbauzone an der Medialseite des rechten Oberschenkels

formen dargestellt. In jedem Fall richtet sich das Hauptaugenmerk auf die Serumwerte von Kalzium, anorganischem Phosphor und alkalischer Phosphatase, sowie auf die Urinausscheidung von Kalzium und anorganischem Phosphor. Darüber hinaus sind, je nach Fragestellung, Harnstoff-N, Kreatinin, Gesamteiweiß, Säurebasenhaushalt und pH, Parathormon und D-Metaboliten in die Betrachtung einzubeziehen. Für den Harn gilt dies in Bezug auf Glukose, Eiweiß, Aminosäuren, Kalium und pH-Werte.

Röntgenologisch sind die meisten Skelettveränderungen uncharakteristisch und auch im Rahmen anderer generalisierter Osteopathien und deren Mischformen anzutreffen. Das gilt für die erhöhte Strahlentransparenz, eine unscharfe Zeichnung der Knochenstrukturen, Fisch- und Plattwirbelbildungen. Wegweisend sind nur die Looser'schen Umbauzonen (Abb. 35), die gewöhnlich quer zur Längsachse der Knochen verlaufen, als Aufhellungslinien imponieren und Bezirke unverkalkten Knochens (Osteoid) darstellen. Prädilektionsstellen dieser Umbauzonen sind Rippen, Scham- und Sitzbeinäste, proximales und distales Schienbein, Mittelfußknochen, proximale Elle, distale Speiche, Mittelhandknochen, sowie der Schulterblattwinkel (Abb. 36). Entsprechend der Osteomalazie-Definition ist der Nachweis einer Osteoidvermehrung, d.h. einer Verbreiterung und einer vergrößerten Ausdehnung der osteoiden Säume das entscheidende diagnostische Kriterium. Durch diese Untersuchung wird nicht nur die Diagnose Osteomalazie gesichert bzw. ausgeschlossen, sondern es lassen sich auch mögliche Kombinationen mit den anderen generalisierten Osteopathien erfassen, wie sie besonders bei den Osteomalazie-Formen durch D-Mangel bzw. D-Stoffwechselstörungen (Tabelle 21) vorkommen. Gegenüber diesen renalen und gastrointestinalen Erkrankungen ist bei den renal-tubulären Funktionsstörungen im Erwachsenenalter knochenhistologisch oft nur eine relativ geringe Knochenumbauaktivität bei praktisch reiner Osteomalazie zu sehen.

2.3.7 Therapie und Verlauf

Die Behandlung der Osteomalazie ist in erster Linie abhängig von der vorliegenden Osteomalazieform, da diese ätiologisch und pathogenetisch sehr unterschiedlich sein kann. Die folgenden Ausführun-

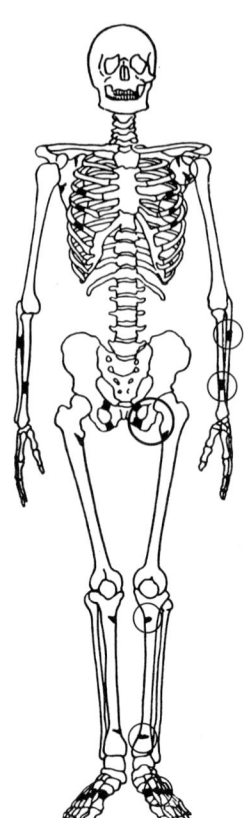

Abb. 36. Verteilungsmuster der häufigsten Lokalisationen Looser'scher Umbauzonen

gen beziehen sich auf die in Tabelle 21 aufgeführten Krankheitsgruppen I–III. Die unter IV aufgeführte Hypophosphatasämie ist – ebenso wie die unter V genannte Fibrogenesis imperfecta ossium – bislang keiner wirksamen medikamentösen Behandlung zugänglich. Die unter VI genannten Knochenumbaustörungen sind lediglich Durchgangsstadien, die keiner weiteren Behandlung bedürfen.

Am sinnvollsten erscheint uns eine Unterteilung der Behandlungsprinzipien in 1. ätiologische Therapie, 2. pathogenetische Therapie und 3. ergänzende Maßnahmen. Die ätiologische Therapie bezieht sich auf das Grundleiden, soweit dieses im Einzelfall möglich ist.

Tabelle 24. Zusammenstellung der im Handel befindlichen Vitamin D- und D-Hormon-Präparate (ohne Kombinationspräparate)

Freiname	Handelsname	Hersteller	Dosis
Vitamin D_3 Cholecalciferol	z. B. Vigantol, Vigorsan, Vicotrat, D-Tracetten, D-Mulsin	Merck Heyl Albert-Roussel Mucos	500–600 000 I. E. 0,0125–15 mg (oral und i. m.)
25 (OH) D_3 Calcifediol	Dedrogyl	Albert-Roussel	10 ml Lösg. 1 ml = 0,15 mg
5,6-trans- 25 (OH) D_3	Delakmin 2000/5000	Albert-Roussel	0,05 mg Kps. 0,125 mg Kps.
1α (OH) D_3 Alfacalcidol	Einsalpha Einsalpha mite	Thomae	1,0 μg Kps. 0,25 μg Kps.
1,25 (OH)$_2$ D_3 Calcitriol	Rocaltrol	Roche	0,25 μg Kps. 0,50 μg Kps.

Unter den ergänzenden Maßnahmen werden aus internistischer Sicht orthopädische und chirurgische Eingriffe sowie physikalische und krankengymnastische Maßnahmen verstanden. Zur Förderung der Knochenmineralisation im Sinne einer pathogenetischen Therapie stehen Vitamin D und D-Hormone (Tabelle 24), Kalzium, Phosphate und alkalisierende Substanzen zur Verfügung, die teilweise auch kombiniert Verwendung finden.

Osteomalazien durch *Vitamin D-Mangelzustände* (I) lassen sich durch Substitution in mehr oder minder kurzer Zeit gut zur Abheilung bringen. Da der tägliche Bedarf an Vitamin D beim Erwachsenen bei 400 IE liegt, sind bei wenig ausgeprägten Krankheitsprozessen nur gering höhere Dosen bis zu einigen Tausend Einheiten täglich erforderlich. Schwere Malabsorptionssyndrome benötigen ungleich höhere Mengen, die am zweckmäßigsten parenteral gegeben werden und bis zu zweimal 600 000 IE wöchentlich betragen können. Die Diät sollte dabei kalziumreich sein und kann gegebenenfalls durch orale Kalziummedikamente ergänzt werden.

D-Hormonstoffwechselstörungen (II) entstehen durch mangelhafte Hydroxylierung in der Leber oder in den Nieren. Bei Erkrankungen der Leber entwickeln sich relativ selten behandlungsbedürftige Osteopathien. Wie bei der Osteopathia antiepileptica liegen die erforderlichen Dosen zwischen einigen Tausend und etwa 30000 IE Vitamin D täglich. Bezüglich der Therapie der chronischen Niereninsuffizienz sei auf das Kapitel des sekundären renalen HPT verwiesen (s. S. 84). Diese Krankheitsbilder stellen heute die Domäne der Therapie mit D-Metaboliten dar. Da das Krankheitsbild der Pseudo-Vitamin D-Mangelrachitis selten ist, liegen keine größeren therapeutischen Erfahrungen vor. Für den Typ I erscheint eine Behandlung mit $1,25\,(OH)_2D_3$ sinnvoll. Inwieweit sich damit auch beim Typ II Effekte erzielen lassen, dürfte bei dem zugrundeliegenden Rezeptorenmangel fraglich sein.

Bei der Gruppe III der *renalen tubulären Funktionsstörungen* (Tabelle 21) ist in der Regel eine Dauertherapie erforderlich, da bei den erworbenen oder sporadischen Fällen nur sehr selten mit einer Rückbildung des Tubulusschadens zu rechnen ist. Die eigenen Verlaufsbeobachtungen zeigten, daß selbst bei sehr gewissenhafter Therapie langfristig eine Progredienz der Skelettbefunde oft nicht zu verhüten ist.

Bei der sogenannten Vitamin D-Resistenz werden extrem hohe Vitamin D-Dosen benötigt, die bis zu mehreren Millionen Einheiten pro Woche betragen können. Eigene Erfahrungen haben gezeigt, daß langfristig die Vitamin D-Empfindlichkeit zunehmen kann, so daß eine fortschreitende Reduktion der Vitamin D-Gaben nötig ist. Während im Kindesalter oft gleichzeitig orale Phosphatgaben bevorzugt werden, ist diese Therapieform bei Erwachsenen umstritten. Die Nachteile und Risiken liegen in häufig auftretenden Diarrhoen, der möglichen Bildung phosphathaltiger Harnsteine und in einer Stimulation der Nebenschilddrüsen.

In Abhängigkeit vom Ausmaß der Tubulusfunktionsstörungen können zur Therapie der metabolischen Azidose alkalisierende Maßnahmen notwendig sein, dafür hat sich die Gabe einer Natriumzitratlösung (Shohl'sche Lösung[1]) gut bewährt. Für die renale tubuläre Azidose ist eine derartige Behandlung in der Regel ausreichend, ohne daß zusätzlich Vitamin D erforderlich ist.

---

[1] Shohl'sche Lösung:
Acid. citricum   140,0
Natr. citricum   98,0
Aqua dest. ad   1 000,0

2.4 Renale Osteopathie

Bei der renalen Osteopathie kommt es zu Knochenveränderungen, die sich auf der Basis von chronischen Nierenfunktionsstörungen entwickeln, die vorwiegend glomerulärer Natur sind. Das anatomische Knochensubstrat ist dabei Ausdruck verschiedener Grundstörungen, die im einzelnen bereits als Osteoporose, als sekundärer Hyperparathyreoidismus und als Osteomalazie abgehandelt wurden. Bei der chronischen terminalen Niereninsuffzienz und unter Dauerdialysebehandlung findet sich am häufigsten die Kombination von Knochenmineralisationsstörung mit einer Ostitis fibrosa generalisata, die rund zwei Drittel der Fälle ausmacht (s. Abb. 14). Relativ selten sind alleinige Zeichen der Ostitis fibrosa generalisata anzutreffen, d. h. des sekundären renalen Hyperparathyreoidismus. Etwa 20% der Fälle weisen lediglich Mineralisationsstörungen auf.

Bezüglich der Knochenmasse kommen sowohl Vermehrungen, als auch Verminderungen vor, die einer Hyperostose bzw. einer Osteopenie entsprechen. Eine Abnahme der Knochenmasse findet unter Dialyse häufiger als im Prädialysestadium statt, in dem eher Hyperostosen zu beobachten sind. Eigene Mineralgehaltsmessungen am Radius bei der terminalen Niereninsuffizienz und bei der chronischen Hämodialyse zeigen, daß rund 50% der Fälle einen normalen Mineralgehalt aufweisen. In etwa 40% findet sich eine Verminderung um durchschnittlich ein Fünftel, während rund 10% der Fälle in ihrem Mineralgehalt um ein Zehntel oberhalb der Norm liegen. Verlaufsbeobachtungen der Dialysefälle ergeben eine kontinuierliche Abnahme des Knochenminerals, die in 15 Monaten durchschnittlich 2,5% beträgt.

2.4.1 Pathogenese

Die heutige Auffassung über die wesentlichen pathogenetischen Mechanismen der renalen Osteopathie sind in Abb. 37 schematisch dargestellt. Die oft sehr ausgeprägten knochenhistologischen Veränderungen (Abb. 38) lassen sich vorzugsweise auf den sekundären

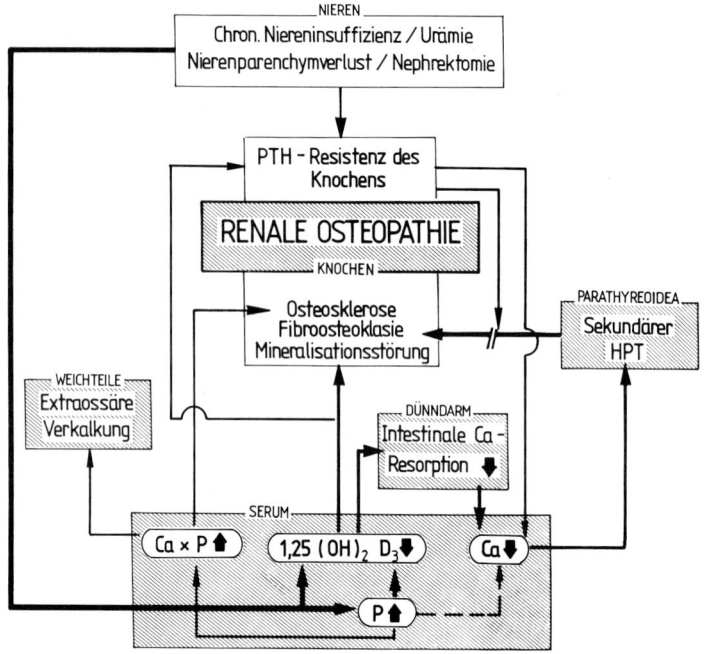

Abb. 37. Schematische Darstellung der Pathophysiologie der renalen Osteopathie. Einzelheiten siehe Text

Hyperparathyreoidismus, den Mangel an 1,25 (OH)$_2$D$_3$ und ein erhöhtes Kalziumphosphatprodukt zurückführen. Ausgangspunkt ist
der Nierenparenchymverlust im Rahmen der chronischen Niereninsuffizienz oder nach doppelseitiger Nephrektomie. Als direkte
Folge kommt es zu einer gestörten Hydroxylierung des 25 (OH) D$_3$
und damit zu einer verminderten Konzentration des 1,25 (OH)$_2$D$_3$,
sowie zu einer Erhöhung der anorganischen Phosphatkonzentrationen im Serum. Beide Faktoren sind entscheidend für die Entwicklung einer Hypokalzämie, die durch den Relais-Mechanismus mit
den Nebenschilddrüsen die PTH-Produktion pathologisch erhöht.
Wenn zwischen PTH-Konzentration und dem morphologischen
Substrat im Skelett Diskrepanzen in dem Sinne vorliegen, daß eigentlich stärkere histologische Knochenveränderungen zu erwarten

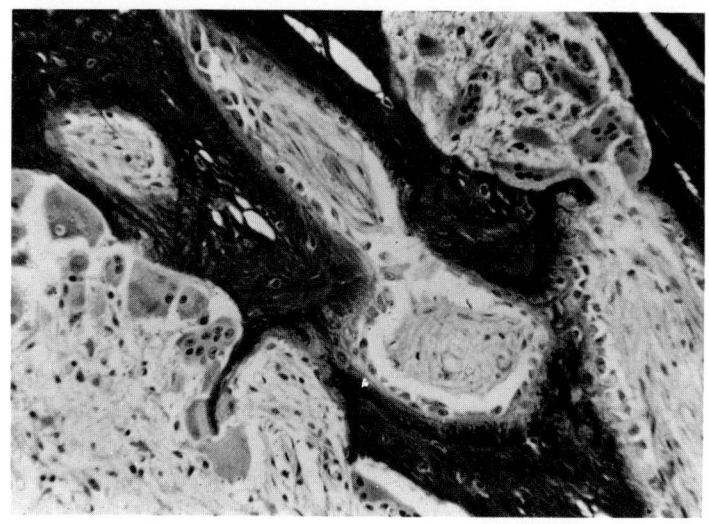

Abb. 38. Ausgeprägtes histologisches Bild einer Beckenkammbiopsie mit renaler Osteopathie bei einer 37jährigen Frau unter Hämodialysebehandlung

gewesen wären, so sind diese im allgemeinen über eine relative PTH-Resistenz des Zielorgans Skelett erklärt worden. Verantwortlich sollen die Urämie selbst und die Verminderung des $1,25\,(OH)_2D_3$ sein.

2.4.2 Klinik, Radiologische Befunde und Therapie

Siehe Kapitel sekundärer renaler Hyperparathyreoidismus (Seite 80).

2.5 Intestinale Osteopathie

2.5.1 Pathophysiologie

Grundlage für die Entwicklung einer intestinalen Osteopathie ist ein Malabsorptions- und Maldigestionssyndrom der unterschiedlichsten Genese. In Bezug auf den Skelettstoffwechsel sind in erster Linie von Bedeutung:

1. Ein Mangel an Pankreasenzym, z. B. bei chronischer Pankreatitis oder nach Pankreasresektion
2. Ein Gallensäuremangel bei Verschlußikterus, biliärer Leberzirrhose, Enteritis regionalis Crohn oder Ileumresektion
3. Dünndarmerkrankungen, z. B. einheimische Sprue oder Verkürzungen des Dünndarms durch Ausschaltung oder Teilresektion
4. Magenteil- oder -totalresektion.

Bei den genannten Störungen entwickelt sich über eine verminderte intestinale Kalzium- und Phosphatresorption, über einen Vitamin D-Mangel und über einen Eiweißmangel diese spezielle Osteopathieform. Über die Hypokalzämie entsteht die Nebenschilddrüsenaktivierung im Sinne eines sekundären intestinalen HPT, während der D-Mangel hinsichtlich des Skeletts eine Mineralisationsstörung der organischen Knochenmatrix erzeugt und darüber hinaus die Tendenz zur Hypokalzämie verstärkt. Wieweit ein Eiweißmangel für die Entwicklung dieser Osteopathie bedeutungsvoll ist, ist nicht klar zu beantworten. Die heutigen wesentlichen Vorstellungen über die Pathogenese der intestinalen Osteopathie lassen sich der Abb. 39 entnehmen.

2.5.2 Klinik

2.5.2.1 Nach Magenresektion

Wenn nach Magenteil- bzw. -totalresektion ein Malabsorptions- und/oder Maldigestionssyndrom auftritt, so ist dieses zumeist Folge einer beschleunigten Dünndarmpassage und eines verminderten Reizes auf die Pankreas- und Gallensekretion. Ein weiterer Faktor liegt oft in einem verminderten Kalziumangebot mit der Nahrung, entweder durch Änderung der diätetischen Gewohnheiten oder durch Unverträglichkeit infolge von sekundärem Laktasemangel.

112

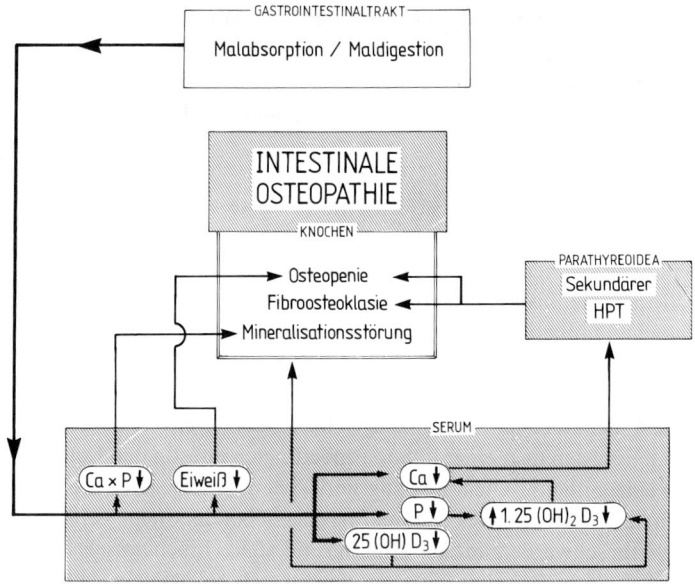

Abb. 39. Schematische Darstellung der Pathophysiologie der intestinalen Osteopathie. Einzelheiten siehe Text

Die Angaben über die Häufigkeit und die Art der anzutreffenden Osteopathien sind in der Literatur sehr unterschiedlich und sicher abhängig vom Krankengut und von den Untersuchungsmethoden. Osteopathien wurden in der Literatur in sehr unterschiedlicher Frequenz von 0,5 bis 75% angegeben, wobei vorzugsweise Osteoporosen, Osteomalazien und Osteoporomalazien beschrieben sind. Für diese erhebliche Diskrepanz in der genannten Häufigkeit dürfte sicher die Zeitdauer seit der Operation von Bedeutung sein. Allgemein wird es sich bei der intestinalen Osteopathie nach Magenresektion um eine Spätmanifestation handeln, die in den ersten 10 postoperativen Jahren klinisch relativ selten ist.

2.5.2.2 Bei Leber- und Gallenwegserkrankungen
Überraschend ist die Tatsache, daß selbst bei ausgeprägten Hepatopathien sowohl die intestinale Resorption als auch die Hydroxylierung von Cholecalciferol weitgehend unbeeinträchtigt sind. In

schweren Fällen steht das Grundleiden gegenüber der Skelettaffektion ganz im Vordergrund. Am häufigsten finden sich bei den biliären Leberzirrhosen Osteopathien, die histologisch sowohl Osteomalazien als auch Osteoporosen oder Kombinationsbilder darstellen.

2.5.2.3 Bei Pankreaserkrankungen

Die Literaturangaben über Zusammenhänge zwischen exokriner Pankreasinsuffizienz und Skelettaffektion sind relativ selten. Im eigenen Krankengut nach Pankreasteil- oder -totalresektion boten die Fälle knochenhistologisch das Bild einer Osteoporose mit erhöhtem Knochenumbau, obwohl zum Zeitpunkt der Untersuchung unter Substitution mit Pankreasfermenten keine Steatorrhoe bestand.

2.5.2.4 Bei Dünndarmerkrankungen bzw. Dünndarmresektionen

Am häufigsten liegt einer dünndarmbedingten intestinalen Osteopathie eine einheimische Sprue zugrunde, bei der nicht selten die Symptomatik von Seiten des Dünndarms gegenüber der oft ausgeprägten Skelettbeschwerde ganz im Hintergrund steht. Biochemisch bieten diese Fälle nicht selten eine ausgeprägte Hypokalzämie, teilweise unter 1,5 mmol/l ($= 6$ mg%), eine Hypophosphatämie, niedrige Konzentrationen von 25 (OH)D_3 sowie erhöhte Parathormonspiegel im Serum. Parallel zur Knochenmineralisationsstörung und dem Ausmaß der osteoblastischen Stimulation sind die alkalischen Serumphosphatasewerte erhöht. Für die Diagnostik von entscheidender Bedeutung ist der Befund der Dünndarmschleimhaut und seiner pathognomonischen subtotalen bzw. totalen Zottenatrophie. Röntgenologisch sind Looser'sche Umbauzonen an den Prädilektionsorten des Skeletts und histologisch Kombinationen von Osteomalazie und Ostitis fibrosa generalisata nachzuweisen. Die Erkennung und Therapie derartiger Fälle gehört oft zu den erfreulichen Seiten der Medizin, da die Behandlungserfolge sehr überzeugend sein können.

2.5.3 Therapie

In der Behandlung an erster Stelle steht die Korrektur des Grundleidens, soweit dies möglich ist. Im wesentlichen kommt es darauf an, die Störung im Kalziumphosphat- und D-Stoffwechsel zu korrigieren. In der Anfangsphase der Behandlung empfiehlt sich Vitamin D parenteral zu verabreichen, z. B. in einer Dosis von zunächst 600 000 IE D_3 wöchentlich. Dabei sind engmaschige Kontrollen des Serumkalziumspiegels und der Kalziumausscheidung im Urin erforderlich. Leichtere Formen von Vitamin D-Mangel ohne gröbere Malabsorption oder Steatorrhoe lassen sich durchaus oral therapieren. Nicht zu vergessen ist, daß der tägliche Bedarf einer gesunden Person bei etwa 400 IE Vitamin D liegt. Die Verabreichung größerer D-Mengen dient in erster Linie der Auffüllung der D-Depots und zwar von D_3 überwiegend im Fettgewebe und von $25(OH)D_3$ in der Muskulatur. Gute Einblicke in den D-Stoffwechsel unter der laufenden Therapie gewährt die Bestimmung von $25(OH)D_3$, deren Konzentration Rückschlüsse auf die erforderliche Dosis ermöglicht. Bei physiologischen Konzentrationen bis etwa 50 ng/ml sind unter einer D_3-Behandlung erhöhte Spiegel zu erwarten. Mit einem Hyperkalzämierisiko ist erst bei $25(OH)D_3$-Konzentrationen über 100 ng/ml zu rechnen. Die orale Kalziummedikation braucht generell 1 500 mg/d nicht zu überschreiten, da bei höherer Zufuhr die intestinale Kalziumresorption prozentual abnimmt.

3 Kalziumphosphat-Stoffwechsel-Störungen

Hier sind Krankheitsbilder abzuhandeln, die nicht ohne weiteres zu klinisch erkennbaren Skelettveränderungen führen und somit nicht zu den eigentlichen endokrinen und metabolischen Osteopathien gehören.

3.1 Hypoparathyreoidismus

3.1.1 Definition, Ätiologie und Pathogenese

Es werden primäre (idiopathische) und sekundäre Formen der Unterfunktion der Nebenschilddrüsen unterschieden, deren Schweregrad variabel sein kann.

Definitionsgemäß ist die Ursache des *primären Hypoparathyreoidismus* für den Einzelfall unbekannt. Pathologisch-anatomisch können Aplasien und Hypoplasien des Nebenschilddrüsenparenchyms vorliegen, während es eigenständige entzündliche oder degenerative Nebenschilddrüsenerkrankungen nicht gibt. Allerdings sind bei Entzündungen im Sinne einer Parathyreoiditis im Zusammenhang mit Moniliasis und Morbus Addison Unterfunktionen der Nebenschilddrüsen beschrieben worden. Ein Hypoparathyreoidismus wurde auch in Kombination mit einem Hypopituitarismus gesehen, sowie im Rahmen eines Di-George-Syndroms, das durch ein Fehlen von Thymus und Nebenschilddrüsen charakterisiert ist. Dem *sekundären Hypoparathyreoidismus* gehen meist Operationen im Halsbereich voraus, bei denen die Nebenschilddrüsen teilweise oder total entfernt wurden. Am häufigsten sind Situationen nach Strumektomie oder Nebenschilddrüsenentfernungen bei Hyperparathyreoidismus. Die Häufigkeit eines sekundären Hypoparathyreoidismus nach Operation eines pHPT liegt bei etwa 2 bis 3%; sie dürfte z.T. durch mangelhafte Reaktivierung der verbliebenen atrophischen Nebenschilddrüsen bedingt sein. Sehr selten kann das Nebenschilddrüsenparenchym offenbar durch einen neoplastischen Prozeß der Umgebung zerstört werden.

Im Mittelpunkt der Pathophysiologie steht die fehlende oder stark reduzierte PTH-Sekretion mit den Folgen eines erniedrigten Knochenumbaues, einer verminderten intestinalen Kalziumresorption und einer reduzierten renal-tubulären Kalziumrückresorption. Der anorganische Phosphor wird dabei erhöht tubulär rückresorbiert.

3.1.2 Klinische Symptome und Befunde

Ein florider Hypoparathyreoidismus imponiert klinisch durch das Auftreten von Tetanien bzw. deren Äquivalente. In typischer Form kommt es zu schmerzhaften Muskelkrämpfen, besonders im Bereich der Extremitäten. Die Hände können dabei eine Pfötchenstellung annehmen. Die Auslösung dieses Symptoms durch Kompression des Oberarmes, z.B. durch Anlegen einer Blutdruckmanschette, wird als *Trousseau'sches Phänomen* bezeichnet. Durch Beklopfen des Nervus facialis an seiner Austrittsstelle präauriculär kommt es – meist im Mundwinkelbereich – bei einer derartig gesteigerten muskulären Erregbarkeit zur Kontraktion der Gesichtsmuskulatur des betreffenden Facialisastes, ein Befund, der einem positiven *Chvostek'schen Phänomen* entspricht. Auch durch Hyperventilation lassen sich beim Hypoparathyreoidismus tetanische Symptome provozieren, die bei forcierter Atmung meist innerhalb von etwa 1 Minute auftreten. Eine längerdauernde Hyperventilation führt selbst bei Gesunden zu tetanischen Erscheinungen. Diese nicht selten vegetativ bedingte normocalcämische Tetanie ist differentialdiagnostisch von der des Hypoparathyreoidismus abzugrenzen.

Weitere Symptome (Tabelle 25) sind eine relativ häufige Kataraktbildung der Augenlinsen und gelegentlich Papillenödeme, die meist zu-

Tabelle 25. Gegenüberstellung der Befunde und Symptome beim primären Hypoparathyreoidismus und beim Pseudohypoparathyreoidismus (nach BRONSKY und Mitarb. 1968)

Befund	Primärer Hypopara-thyreoidismus (%)	Pseudo-hypopara-thyreoidismus (%)
Rundgesicht	10	75
Pyknischer Habitus	10	50
Brachydactylie	0	69
Anomalien der Phalangen	0	29
Subcutane Verkalkung/ Knochenbildung	2	58
Basalganglien-Verkalkung	28	48
Kataraktbildung	48	35
Zahnschmelzdefekte	18	10
Inkomplette Zahnentwicklung	18	33
Ektodermale Veränderungen (Haut, Haare, Nägel)	52	17
Subnormale Intelligenz	18	63

nächst als Ausdruck einer intracraniellen Druckerhöhung gewertet werden. Besteht die Nebenschilddrüsenunterfunktion bereits im Kindesalter, kommen hypoplastische Zähne mit Schmelzdefekten vor. Weitere ektodermale trophische Störungen finden sich in einer schuppenden trockenen Haut, in atrophischen und rissigen Fingernägeln, sowie in einer oft spärlichen Kopf- und Sekundärbehaarung. Röntgenologisch lassen sich Verkalkungen der Basalganglien des Gehirns nachweisen, ein Befund, der sich gut durch Computertomographie darstellen läßt. Das Skelett kann eine erhöhte Dichte und lokalisierte Hyperostosen zeigen, deren Pathogenese unklar ist. Knochenhistologisch findet sich kein charakteristischer Befund, allerdings ist der Knochenumbau eher reduziert. In Einzelfällen kommen Mineralisationsstörungen der organischen Knochenmatrix vor, deren Ursache in Zusammenhang mit einer verminderten Serumkonzentration des $1,25\,(OH)_2D_3$ gebracht wird. Pathophysiologisch läßt sich dies über eine mangelhafte Stimulation der 25-Hydroxycholecalciferol-1-Hydroxylase als Folge von Hyperphosphatämie und fehlendem PTH erklären. Elektrokardiographisch führt eine ausgeprägte Hypokalzämie zur Verlängerung der QT-Zeit, sowie gelegentlich zu Arrhythmien. Als charakteristische biochemische Befunde gelten Hypokalzämie und Hypokalzurie, Hyperphosphatämie und ein normales oder unter der Nachweisgrenze liegendes PTH im Serum. Die tubuläre Phosphatrückresorption ist über 85% erhöht, dementsprechend besteht eine relative Hypophosphaturie. Die renale cAMP-Exkretion ist erniedrigt, dieser Befund ist allerdings nur bei normaler Nierenfunktion verwertbar.

Bei dem sehr seltenen *pseudoidiopathischen Hypoparathyreoidismus* sind die PTH-Konzentrationen im Serum – wie beim Pseudohypoparathyreoidismus – normal oder erhöht. Es wird angenommen, daß das im Organismus gebildete PTH durch einen Defekt der Aminosäurenkette biologisch inaktiv ist.

3.1.3 Diagnose und Differentialdiagnose

Die Diagnose des Hypoparathyreoidismus stützt sich in erster Linie auf die biochemischen Parameter. Dabei bedarf die Hypokalzämie im Einzelfall einer eingehenden differentialdiagnostischen Abklärung (s. Tabelle 17). Die häufigsten Ursachen einer Erniedrigung des Serumkalziumspiegels sind die chronische Niereninsuffizienz und das Malabsorptionssyndrom, die mit einem sekundären renalen bzw. intestinalen HPT einhergehen. Von den verschiedenen biochemischen Testuntersuchungen hat sich praktisch nur noch der Ellsworth-Howard-Test erhalten, der eine Abgrenzung vom Pseudohypoparathyreoidismus erlaubt. Das Prinzip dieses Tests beruht auf der Messung der Stimulation der renalen Phosphatausscheidung nach parenteraler PTH-Gabe. Gegenüber Gesunden steigt die Phosphaturie beim Hypoparathyreoidismus um ein Vielfaches an. Zuverlässige Befunde sind nur im Zusammenhang mit gleichzeitigen Kontrolluntersuchungen an Gesunden zu erwarten, da das PTH kommerziell nur als Extrakt zur Verfügung steht.

3.1.4 Therapie

Im akuten Stadium ist eine Tetanie mit intravenösen Kalziumgaben zu behandeln. Am häufigsten wird 10%-ige Calcium gluconicum-Lösung als Injektion oder als Zusatz zur Infusionsflüssigkeit gebraucht. Eine alleinige orale Kalziumgabe ist meist nicht ausreichend; verschiedene Handelspräparate stehen als Brausetabletten zur Verfügung. Zur Dauerbehandlung des Hypoparathyreoidismus werden heute vorwiegend Vitamin D und D-Metaboliten, seltener Dihydrotachysterin (A.T. 10) benutzt, da letzteres leichter zu einer erhöhten Knochenresorption führen soll. Eine derartige Behandlung ist individuell zu gestalten und hat eine völlige Beschwerdefreiheit zum Ziel, die meist erreicht wird, wenn die Serumkalziumkonzentrationen an der unteren Normgrenze oder leicht darunter liegen. Die rechtzeitige Erfassung einer D-Überdosierung gelingt durch laufende Kontrollen der Serumkalziumkonzentrationen und der Urinkalzium-Ausscheidungen. Die mittlere Dosis von Vitamin D_3 liegt etwa bei 40000 IE täglich, entsprechend 1 mg. Als D-Metabolit eignet sich für diese Indikation auch das $1,25 (OH)_2D_3$ (Rocaltrol) in einer rund 1000-fach niedrigeren Dosis von 1 µg täglich. Der Vorteil dieser Substanz liegt in der kurzen Halbwertszeit, so daß die Wirkung innerhalb von wenigen Tagen einsetzt bzw. abklingt und damit eine leichtere Steuerbarkeit gegenüber dem Vitamin D_3 gegeben ist. Allerdings können bei noch subnormalen Serumkalziumwerten bereits Hyperkalzurien auftreten, die besonders bei vorliegender Urolithiasis ein Risiko darstellen.

3.2 Pseudohypoparathyreoidismus

Der Pseudohypoparathyreoidismus weist die gleiche Symptomatologie und die gleiche biochemische Konstellation hinsichtlich der Kalzium- und Phosphorwerte im Serum und Urin auf wie der Hypoparathyreoidismus. Der Unterschied liegt jedoch in einer genetisch bedingten autosomal-dominanten Störung mit bestimmten Gestaltmerkmalen. Hierzu gehören Kleinwuchs, Rundgesicht, Bradymetacarpie und Bradymetatarsie (Abb. 40), sowie oft eine Oligophrenie. Die beim Hypoparathyreoidismus genannten Befunde, wie Basalganglienverkalkung, Kataraktbildung, Schmelzdefekte der Zähne und andere ektodermale Veränderungen können ebenfalls beim Pseudohypoparathyreoidismus vorkommen (Tabelle 25). Basalganglienverkalkungen sind relativ häufig und sollen in rund 50% der Fälle nachweisbar sein, während die ektodermalen Störungen seltener als beim Hypoparathyreoidismus sind. Darüber hinaus werden in etwa 60% der Fälle Verkalkungen bzw. Knochenbildungen in der Subcutis beobachtet (Abb. 41).

Die PTH-Konzentration im Serum ist meist erhöht, seltener normal. Biochemisch können zwei Formen des Pseudohypoparathyreoidismus differenziert werden:

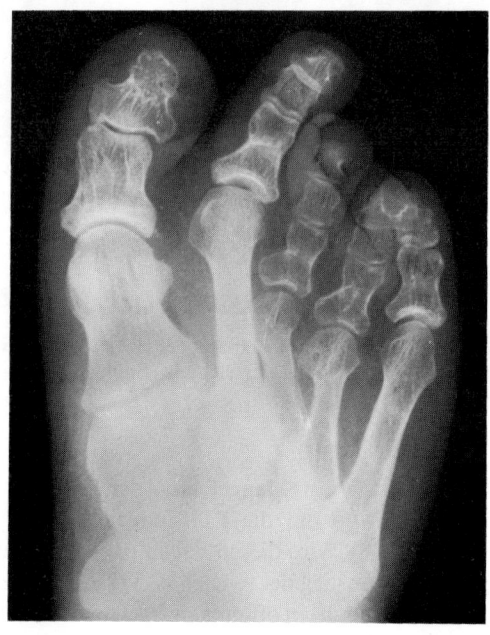

Abb. 40. Röntgenbild des rechten Fußes bei einem 13jährigen Mädchen mit Pseudohypoparathyreoidismus mit unterschiedlicher Ausprägung der Metatarsalia und daraus resultierender Anomalie der Zehenlängen

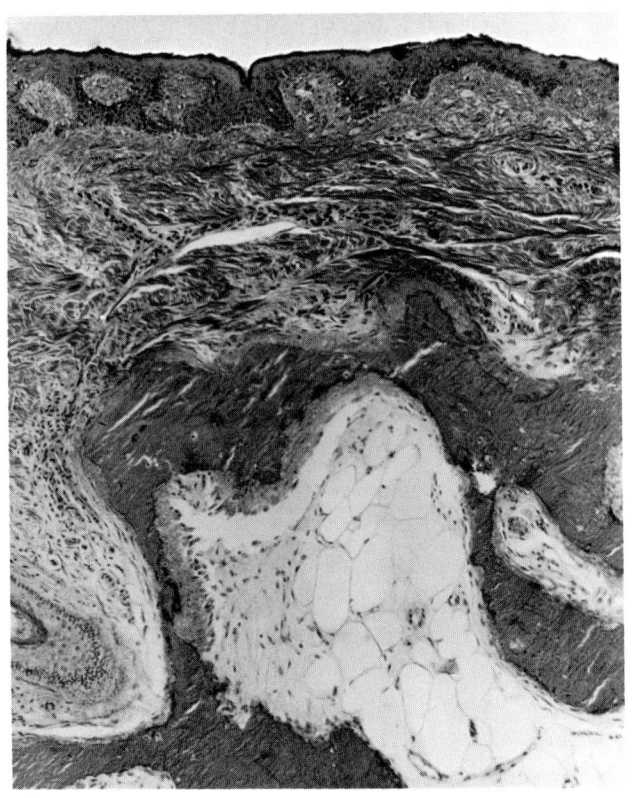

Abb. 41. Histologisches Präparat der Haut des Falles von Abb. 40 mit subkutaner Knochenbildung, die sich als „Spongiosa" mit lebhaften Umbauvorgängen darstellt

Typ I weist einen Mangel an Adenylcyclase oder eine fehlende cAMP-Antwort auf die PTH-induzierte Adenylcyclaseaktivierung auf (s. Abb. 8). Wird diesen Fällen PTH exogen zugeführt, kommt es zu keinem Anstieg der renalen cAMP-Ausscheidung.

Typ II soll durch ein offenbar ineffektives cAMP charakterisiert sein. Durch PTH-Stimulation kann zwar die renale cAMP-Ausscheidung gesteigert werden, jedoch ohne gleichzeitigen phosphaturischen Effekt. Im Gegensatz zum Typ I und zum Hypoparathyreoidismus ist bei diesen Fällen die Serumkonzentration von PTH meist normal, ohne daß deren pathophysiologische Bedeutung hinreichend geklärt ist. Der bereits beim Hypoparathyreoidismus angesprochene Ellsworth-Howard-Test erlaubt unabhängig von der PTH-Konzentration die Differenzierung des Pseudohypoparathyreoidismus vom Hypoparathyreoidismus. Weder bei Typ I noch bei Typ II läßt sich durch exogene PTH-Zufuhr eine Steigerung der Phosphaturie erreichen.

Eine Sonderform des Pseudohypoparathyreoidismus geht am Skelett mit einer Ostitis fibrosa generalisata einher, die daher als *Pseudohyperhypoparathyreoidismus* bezeichnet wird. Während in den meisten Fällen von Pseudohypoparathyreoidismus auch eine Resistenz des Skeletts gegen PTH vorliegt, ist in diesen Fällen die Ansprechbarkeit des Knochengewebes erhalten. Die erhöhten PTH-Konzentrationen im Serum bewirken daher knochenhistologische Veränderungen, die denen eines primären HPT entsprechen. Es wird diskutiert, ob es auch Fälle mit entgegengesetztem Verhalten gibt, bei denen lediglich eine Skelettresistenz vorliegt, während die Nieren eine normale Ansprechbarkeit auf PTH zeigen.

Der *Pseudopseudohypoparathyreoidismus* weist lediglich die genetisch bedingten Gestaltmerkmale des Pseudohypoparathyreoidismus auf. Die biochemischen Befunde sind normal, so daß auch keine Symptome auftreten, wie sie beim Hypo- und Pseudohypoparathyreoidismus durch die Hypokalzämie bedingt sind. Hier liegt also weder eine Kalziumphosphat-Stoffwechselstörung, noch eine Nebenschilddrüsenunterfunktion vor.

Die Therapie des Pseudohypoparathyreoidismus entspricht der des Hypoparathyreoidismus und ist auf die Korrektur der Hypokalzämie und deren Folgen ausgerichtet.

3.3 Idiopathische Hyperkalzurie

Die Bedeutung dieser Störung liegt in der Möglichkeit der Konkrementbildung in den ableitenden Harnwegen. Zwei Formen sind zu unterscheiden, nämlich die renale und die intestinal bedingte Form.

Bei der erstgenannten liegt die Primärstörung in einer gesteigerten renalen Kalziumausscheidung, die eine Tendenz zu abfallenden Serumkalzium-Konzentrationen bewirkt. Über diesen Weg kommt pathophysiologisch eine Nebenschilddrüsenstimulation sowie eine vermehrte Bildung von 1,25 (OH) $_2D_3$ zustande. Bei der intestinalen Form der idiopathischen Hyperkalzurie liegt primär eine gesteigerte intestinale Kalziumresorption vor. Dabei kann die Serumkonzentration von 1,25 $(OH)_2D_3$ erhöht oder normal sein. Im Falle einer erhöhten intestinalen Kalziumresorption bei normalen 1,25 $(OH)_2$ D_3-Konzentrationen wird eine gesteigerte D-Hormon-Rezeptorempfindlichkeit im Darm diskutiert. Therapeutisch kommt neben einer erhöhten oralen Flüssigkeitszufuhr eine kalziumarme Kost oder eine medikamentöse Hemmung der intestinalen Kalziumresorption, z. B. durch Natriumzellulosephosphat, in Frage.

3.4 Familiäre hypokalzurische Hyperkalzämie

Dieses 1972 als benigne familiäre Hyperkalzämie zuerst beschriebene Krankheitsbild wird autosomal-dominant vererbt und zeichnet sich durch eine relative Hypokalzurie im Verhältnis zur Hyperkalzämie aus. Die Parathormonwerte im Serum können normal oder leicht erhöht sein, so daß differentialdiagnostisch natürlich stets ein primärer Hyperparathyreoidismus ausgeschlossen werden muß. Fälle, bei denen eine subtotale Parathyreoidektomie durchgeführt wird, zeigen in nahezu 100% ein kurzfristiges Wiederauftreten der Hyperkalzämie. Die Pathophysiologie dieses Krankheitsbildes ist bislang nicht hinreichend abgeklärt. Dies gilt auch für die Frage, ob Beziehungen zum familiären Hyperparathyreoidismus bestehen.

3.5 Hereditäre Hyperphosphatasämie (Hyperphosphatasie)

Im Laufe der Jahre sind uns im eigenen Krankengut wiederholt derartige Fälle begegnet, bei denen im Erwachsenenalter eine alkalische Phosphataseerhöhung im Serum aufgefallen war, die nach der Isoenzymdifferenzierung osteogenen Ursprungs war. Im Zusammenhang mit der hereditären Hypophosphatasie, die zur Knochenmineralisationsstörung im Sinne einer fortschreitenden Osteomalazie führt (s. Seite 102), sind diese erhöhten Aktivitäten der alkalischen Phosphatase für die Betrachtung der Pathophysiologie der Knochenumbauprozesse von grundlegender Bedeutung. Bislang ist allerdings ungeklärt, ob diese Enzymerhöhung im Sinne der Hyperphosphatasie die Primärstörung ist, oder ob diese lediglich Folge eines gesteigerten Knochenumbaues unbekannter Ursache ist. Unter der Annahme einer primär gesteigerten Enzymaktivität der Osteoblasten wäre es theoretisch denkbar, daß dieser Zustand mit einem normalen oder mit einem gesteigerten Knochenaufbau einhergeht. Diese Überlegungen mögen der Schlüssel zum Verständnis für die Heterogenität der in der Literatur beschriebenen Fälle sein. Die von uns beobachteten Erwachsenenfälle waren normal groß, hatten subjektiv uncharakteristische Skelettbeschwerden, boten röntgenologisch keine Auffälligkeiten des Skeletts und wiesen in der Beckenkammbiopsie diskret gesteigerte Knochenumbauvorgänge auf. Teilweise waren Familienanamnese und Blutuntersuchungen unergiebig, so daß es sich um sporadische Fälle handeln könnte.

Beim familiären Vorkommen liegt ein autosomal-rezessives Erbleiden mit teilweise schwersten Skelettdeformitäten und Minderwuchs vor. Eigene Beobachtungen bei mehreren Kindern einer Familie boten jedoch – bis auf eine eindeutig erhöhte alkalische Serumphosphatase – keine gröberen Skelettanomalien.

4 Konstitutionelle Knochenerkrankungen

Unter dem Oberbegriff der Konstitutionsanomalien versteht man pathologische Abweichungen von der Körperbauform, an denen das Skelett maßgeblich beteiligt sein kann. Bei diesen konstitutionellen Knochenerkrankungen handelt es sich vielfach um genetisch bedingte Störungen. Sie bieten eine außerordentliche Vielfalt, sind im einzelnen jedoch selten und sind oft keiner gezielten Therapie zugänglich. Hinzu kommt, daß bislang keine Einheitlichkeit hinsichtlich Nomenklatur und Einteilung erreicht wurde und daher viele Syndrome mit Autorennamen belegt sind.

Im Jahre 1969 wurde versucht, eine international gültige Einteilung zu schaffen, die in Tabelle 26 in gekürzter Form wiedergegeben ist. Grundsätzlich werden danach Krankheitsbilder mit unbekannter und bekannter Pathogenese unterschieden. Von den Letztgenannten spielen die primären Stoffwechselstörungen und die sekundären Skelettanomalien bei Störungen anderer Organsysteme die größte Rolle. Störungen, die den Kalziumphosphatstoffwechsel betreffen und u. E. nicht streng in diese Krankheitsgruppe hineingehören, sind daher in den vorangegangenen Kapiteln bereits abgehandelt worden. Von den konstitutionellen Knochenerkrankungen mit unbekannter Pathogenese ist im folgenden nur eine Auswahl jener Affektionen aufgeführt, die nicht nur in der Pädiatrie, sondern auch in der inneren Medizin anzutreffen sind.

Die hereditäre Hypo- und Hyperphosphatasämie sind im engeren Sinne auch zu den konstitutionellen Knochenerkrankungen zu zählen. Der klinischen Befunde wegen wurde die Hypophosphatasämie im Kapitel Osteomalazie (s. S.102) und die Hyperphosphatasämie im Kapitel Kalziumphosphat-Stoffwechselstörungen (s. S.125) abgehandelt.

Tabelle 26. Kurzfassung der internationalen Nomenklatur konstitutioneller Knochenerkrankungen (nach J. SPRANGER 1971)

A. Konstitutionelle Knochenkrankheiten unbekannter Pathogenese
  I. Osteochondrodysplasien
   1. Wachstums- und Entwicklungsstörungen von Röhrenknochen und/oder Wirbelsäule
   2. Anarchische Entwicklung von Knorpel- und Fasergewebe
    u. a.
    Multiple kartilaginäre Exostosen
    Enchondromatose (OLLIER)
    Enchondromatose mit Hämangiomatose (MAFFUCCI)
    Fibröse Dysplasie (JAFFÉ-LICHTENSTEIN)
    Fibröse Dysplasie mit Pigmentanomalien und Pubertas praecox (MCCUNE-ALBRIGHT)
   3. Anomalien von Knochendichte, kortikaler Struktur und/oder metaphysären Modellierungsdefekten
    u. a.
    Osteogenesis imperfecta congenita (VROLIK, PORAK-DURANTE)
    Osteogenesis imperfecta tarda (LOBSTEIN)
    Osteopetrose (ALBERS-SCHÖNBERG)
    Pyknodysostose
    Osteopoikilie
    Melorheostose
    Diaphysäre Dysplasie (CAMURATI-ENGELMANN)
  II. Dysostosen
   1. Kraniofaziale Dysostosen
    u. a. mandibuläre Hypoplasie
   2. Dysostosen mit vorwiegendem Befall des Achsenskeletts
   3. Dysostosen mit vorwiegendem Befall der Extremitäten
    u. a. Amelie, Apodie, Adaktylie, Phokomelie, Polydaktylie, Syndaktylie
  III. Idiopathische Osteolysen
   1. Akroosteolyse
   2. Multizentrische Osteolyse
  IV. Primäre Wachstumsstörungen
    u. a.
    primordialer Zwergwuchs
    Progerie
B. Konstitutionelle Knochenkrankheiten mit bekannter Pathogenese
  I. Chromosomale Aberration
  II. Primäre Stoffwechselstörungen
   1. Kalzium-Phosphor-Stoffwechsel
   2. Mukopolysaccharidosen
   3. Mukolipidosen und Lipidosen
  III. Sekundäre Skelettanomalien bei Störungen anderer Organsysteme

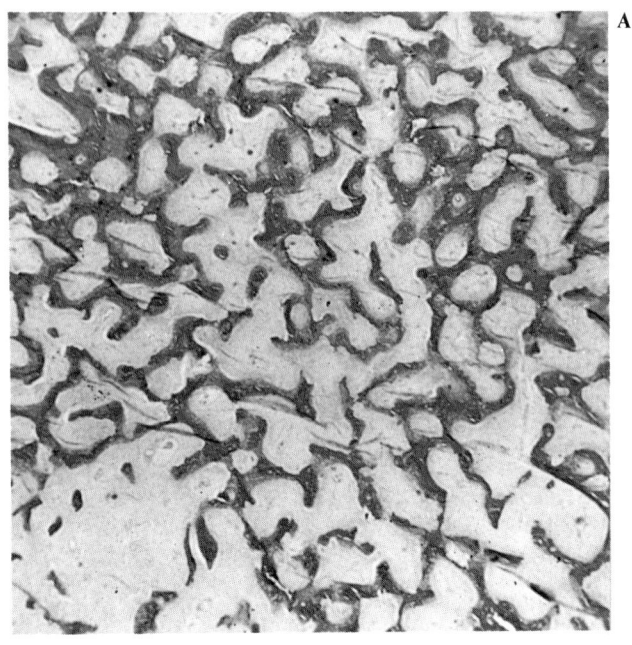

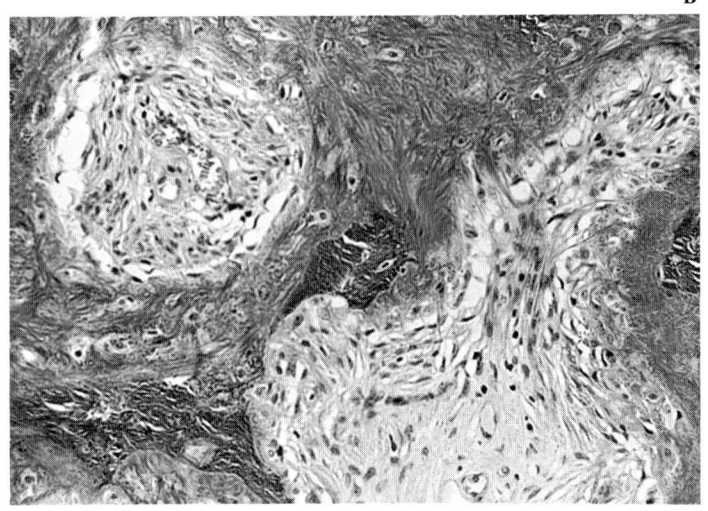

4.1 Osteochondrodysplasien

Hier handelt es sich um Wachstums- und Entwicklungsanomalien von Knorpel und/oder Knochengewebe.

4.1.1 Störungen der Röhrenknochen und/oder der Wirbelsäule

Ein Teil dieser Störungen ist bereits bei Geburt manifest. Hierher gehören verschiedene Arten des *Zwergwuchses,* so auch die *Achondroplasie* (früher Chondrodysplasie).

4.1.2 Erkrankungen durch eine anarchische Entwicklung von Knorpel- und Fasergewebe

In Tabelle 26 sind zu diesem Abschnitt nur ausgewählte Beispiele genannt. Die *multiplen kartilaginären Exostosen* und die *Enchondromatose* sind gegenüber den Knochentumoren von differentialdiagnostischer Bedeutung, zumal bei diesen selbst maligne Entartungen vorkommen.

4.1.2.1 Fibröse Knochendysplasie
(Synonyma: Osteofibrosis deformans juvenilis (UEHLINGER)
　　　　　Ostitis fibrosa unilateralis
　　　　　Ostitis fibrosa disseminata (ALBRIGHT)
　　　　　Cystofibromatose des Skeletts)
Die fibröse Knochendysplasie ist eine umschriebene monostotische oder polyostotische Fehldifferenzierung des knochenbildenden Mesenchyms, so daß sich an Stelle des regelrechten Knochengewebes ein spindelzelliges Stroma mit metaplastischer Faserknochenbildung entwickelt (Abb. 42).

◁

Abb. 42 A, B. Knochenhistologischer Befund eines 8jährigen Jungen mit fibröser Dysplasie. **A:** In der Übersicht ist ein dichtes Maschenwerk von Spongiosa erkennbar, im Ausschnitt **B** metaplastische Faserknochenbildung mit nur wenig mineralisierten Anteilen (dunklere Färbung)

Die Ätiologie ist unbekannt. Das *McCune-Albright Syndrom* stellt eine Sonderform der *polyostotischen fibrösen Knochendysplasie mit Pubertas praecox und Pigmentflecken* der Haut (Café au lait) dar (Abb. 43).

Die fibröse Dysplasie ist eine eher seltene Knochenerkrankung, über deren Häufigkeit keine eindeutigen Angaben vorliegen. Die Geschlechtsverteilung ist etwa 1:1, bei gleichzeitiger Pubertas praecox ist überwiegend das weibliche Geschlecht betroffen. Entsprechend der Pathogenese tritt die Knochendysplasie während der Skelettentwicklung bzw. in der Wachstumsphase auf, auch wenn die Diagnose erst im späteren Lebensalter gestellt wird.

Klinisch stehen Knochendeformierungen, Skelettschmerzen und mögliche Spontanfrakturen im Vordergrund. Bei den monostoti-

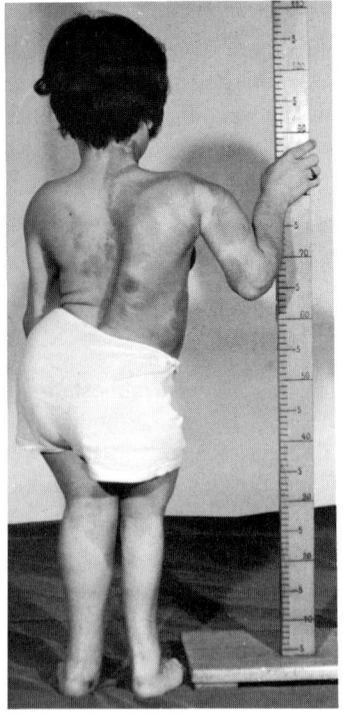

Abb. 43. 21jährige Frau mit ausgeprägter fibröser Dysplasie mit Pubertas praecox, Menarche im 4. Lebensjahr. Café-au-lait Flecken der Haut und Kleinwuchs von 110 cm

schen Formen sind am häufigsten Rippen, Femur, Tibia und das craniofaziale Skelett betroffen, während bei polyostotischer Manifestation Femur und Tibia, dann Beckenknochen und obere Extremitäten überwiegen. Bei den polyostotischen Fällen besteht eine Tendenz zum Befall ganzer Extremitäten und zum Halbseitenbefall. Es kommen jedoch auch bilaterale Veränderungen vor (Abb. 44). Einzelfälle können so ausgedehnt vom Krankheitsprozeß betroffen sein, daß bereits im Kindesalter keine Gehfähigkeit erreicht wird und diese Immobilisierung an den gesunden Skelettabschnitten eine sekundäre Osteoporose erzeugt.

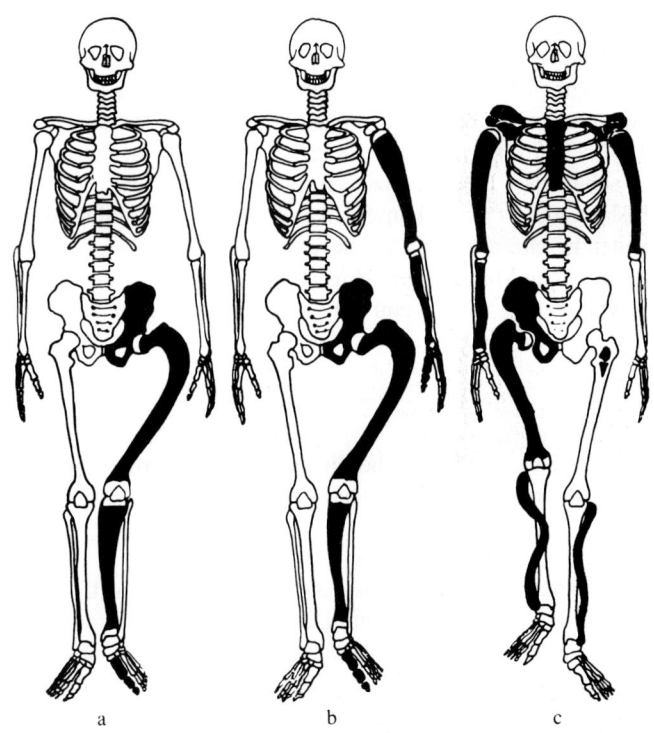

Abb. 44a–c. Lokalisationstypen der polyostotischen fibrösen Dysplasie. **a** monomeler Typ, **b** unilateraler Typ, **c** bilateraler Typ (nach UEHLINGER 1980)

Laborchemisch bestehen keine typischen Veränderungen. Eine alkalische Phosphataseerhöhung im Serum ist meist ein begleitender Befund bei einer Frakturheilung. Die fibröse Knochendysplasie stellt sich röntgenologisch durch ein- und mehrkammerige glattwandige Cysten, oft mit Ausbuchtung der Corticalis dar. Am Schädel lassen sich drei Formvarianten unterscheiden: 1. die Paget-artige Form mit starker Verdickung der Schädelkalotte, 2. die seltenere sklerosierende und 3. die cystoide Form, die zu rundlichen Kalottendefekten von mehreren Zentimetern Durchmesser führen kann. Der charakteristische röntgenologische Befund bei proximalem Femurbefall ist die hirtenstabartige Deformierung (Abb. 45), die naturgemäß zu entsprechenden, überwiegend arthrotischen Gelenkveränderungen führt.

Die Diagnose des Krankheitsbildes wird in der Regel röntgenologisch und histologisch gestellt. Bei gleichzeitiger Pubertas praecox und Pigmentflecken ist die Diagnose nicht zu verfehlen. Von der Pubertät an zeigen die herdförmigen Skelettveränderungen meist eine gewisse Beruhigung, zum Teil sogar einen Stillstand, allerdings ist eine schubweise Progredienz auch später noch möglich.

Bislang gibt es keine konservative Therapie. Behandlungsmöglichkeiten beschränken sich auf chirurgische, kieferchirurgische und orthopädische Maßnahmen. Hinsichtlich der Lebenserwartung ist die Prognose gut, auch wenn sarkomatöse Entartungen beschrieben wurden.

4.1.3 Anomalien von Knochendichte, kortikaler Struktur und/oder metaphysären Modellierungsdefekten

4.1.3.1 Osteogenesis imperfecta

(Synonyma: Osteopsatyrosis, Glasknochenkrankheit, van der Hoeve-Syndrom, De Hoeve-Klein-Syndrom, Eddows-Spurway-Syndrom)

Dieses seit dem vorigen Jahrhundert bekannte Krankheitsbild kennt im wesentlichen zwei Formen:

1. Die autosomal rezessive *Osteogenesis imperfecta congenita Vrolik* (1849), die sehr schwer verläuft und deren Fälle das Erwachsenenalter gewöhnlich nicht erreichen. Dabei läßt sich ein dünner Kno-

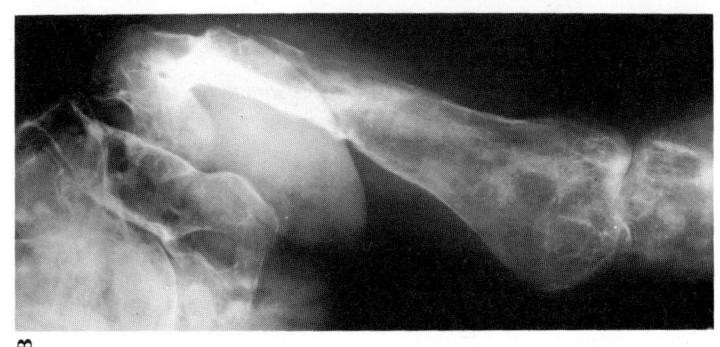

Abb. 45 A, B. Röntgenaufnahmen des Falles der Abbildung 43. 21jährige Frau mit polyostotischer fibröser Dysplasie. **A:** Hochgradige Skoliose der Wirbelsäule, Befall der Rippen und groteske Deformierung des Beckens. **B:** Verkürzung und Auftreibung des linken Oberschenkels mit Abknickung des Schenkelhalses

chentyp (I) mit multiplen Frakturen vor oder unter der Geburt von einem dicken Knochentyp (II) unterscheiden.

2. Die autosomal dominante *Osteogenesis imperfecta tarda Lobstein* (1835), die eine große Variationsbreite in ihrer klinischen Manifestation zeigt.

Die typische Symptomentrias besteht aus Frakturanfälligkeit, blauen Skleren und Schwerhörigkeit durch Otosklerose. Die Knochenmasse ist im histologischen Präparat reduziert, ohne daß sich im Erwachsenenalter die für das Krankheitsbild im Kindesalter charakteristischen Befunde nachweisen lassen, wie die gestörte Bildung der Primärspongiosa im Epiphysenbereich (Abb. 46) mit der Folge einer verbreiterten Säulenknorpelzone und einer verschmälerten Eröffnungszone. Beim Erwachsenen fallen in der Knochenhistologie gelegentlich dichter liegende Osteocyten sowie kleinere Anteile von Geflechtknochen innerhalb des lamellären Knochens auf. Die Angaben über Knochenumbaugrößen sind in der Literatur nicht einheitlich. Im Gegensatz zu primären Osteoporosen finden sich hier auch Störungen des Kollagenstoffwechsels, nicht nur am Knochen,

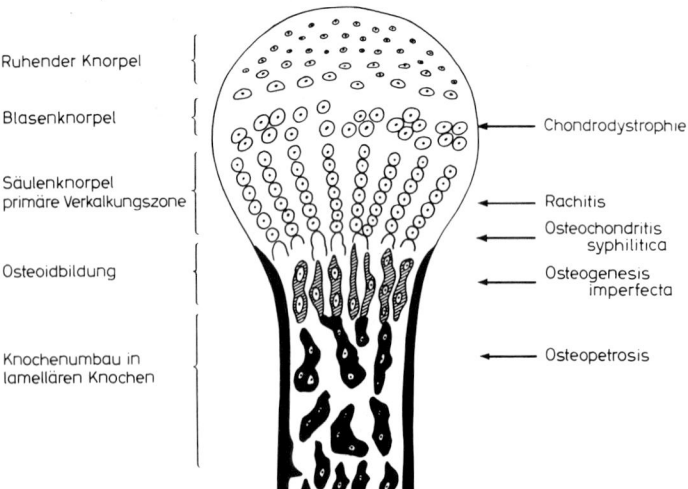

Ruhender Knorpel

Blasenknorpel — Chondrodystrophie

Säulenknorpel
primäre Verkalkungszone — Rachitis

— Osteochondritis
syphilitica

Osteoidbildung — Osteogenesis
imperfecta

Knochenumbau in — Osteopetrosis
lamellären Knochen

Abb. 46. Schematische Darstellung verschiedener Krankheitsbilder des Knochens mit Angabe der Lokalisation ihrer Störung (nach SANDRITTER 1965)

sondern auch im übrigen Bindegewebe. Die anamnestischen Angaben sind oft sehr charakteristisch, indem neben der typischen Familienanamnese im Kindesalter über zahlreiche Frakturen bis etwa zur Pubertät und dann – nach einem längeren Intervall – über erneute Spontanfrakturen vom 5. Lebensjahrzehnt an berichtet wird. Daneben gibt es larvierte Formen, die vielfach erst im Rahmen von Familienuntersuchungen entdeckt werden. Blutchemisch finden sich bei normalen Kalzium- und Phosphatkonzentrationen häufig erhöhte Werte der alkalischen Phosphatase, die im Zusammenhang mit

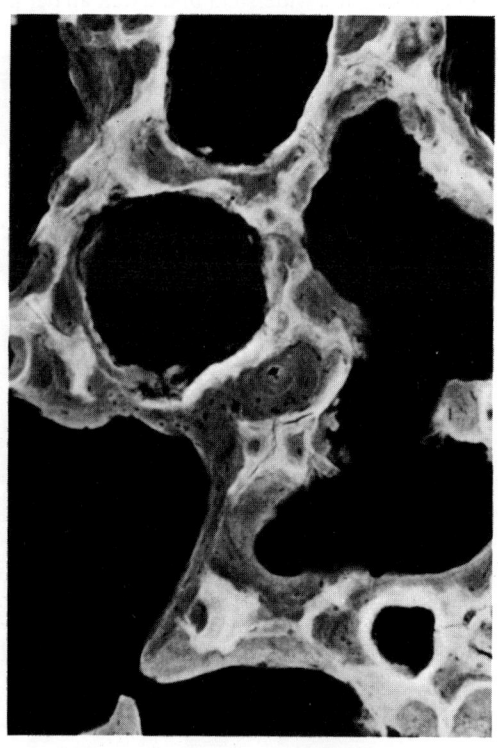

Abb. 47. Mikroradiogramm einer Rippenbiopsie eines 40 Jahre alten Mannes mit Osteopetrosis Albers-Schönberg. Die weißen übermineralisierten Bezirke stellen das eigentliche pathologische Gewebe dar (aus KUHLENCORDT, F. u. Mitarbeiter 1977)

Frakturheilungsprozessen zu sehen sind. Bemerkenswert bei diesem Krankheitsbild ist oft eine überschießende Kallusbildung bei Frakturen, die gelegentlich differentialdiagnostisch Schwierigkeiten ergeben und sogar mit Knochentumoren verwechselt wurden.

4.1.3.2 Die Osteopetrosis Albers-Schönberg ist ein autosomal dominant oder rezessiv vererbbares Leiden, das pathologisch-anatomisch 3 unterschiedliche Befunde aufweist:

1. Das eigentlich pathologische Gewebe, bei dem es sich möglicherweise um verkalkte Knorpelsubstanz handelt, die der osteoklastären Resorption widersteht und damit an der permanenten physio-

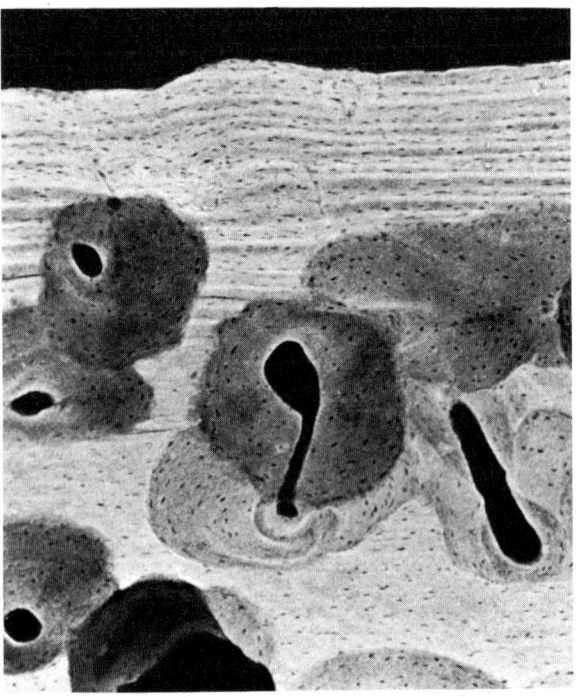

Abb.48. Mikroradiogramm einer Rippenbiopsie von einer 41jährigen Frau mit Osteopetrosis Albers-Schönberg, eine Schwester des Falles von Abb.47. Regelrechte Knochenstruktur und Hyperostose mit Vermehrung der äußeren Generallamellen (aus KUHLENCORDT, F. u. Mitarbeiter 1977)

logischen Remodellierung nicht teilnimmt (Abb. 47). Diese Bezirke sind Prädilektionsorte für pathologische Frakturen.

2. Bezirke mit Vermehrung der Knochensubstanz im Sinne einer Hyperostose (Abb. 48), die jedoch im Erwachsenenalter eine regelrechte lamelläre Knochenstruktur und – je nach Menge des pathologischen Gewebes (1.) – einen mehr oder minder stark erhöhten Knochenumbau aufweisen, um wohl den physiologischen Bedürfnissen der Kalziumhomöostase gerecht zu werden.

3. Normales Knochengewebe.

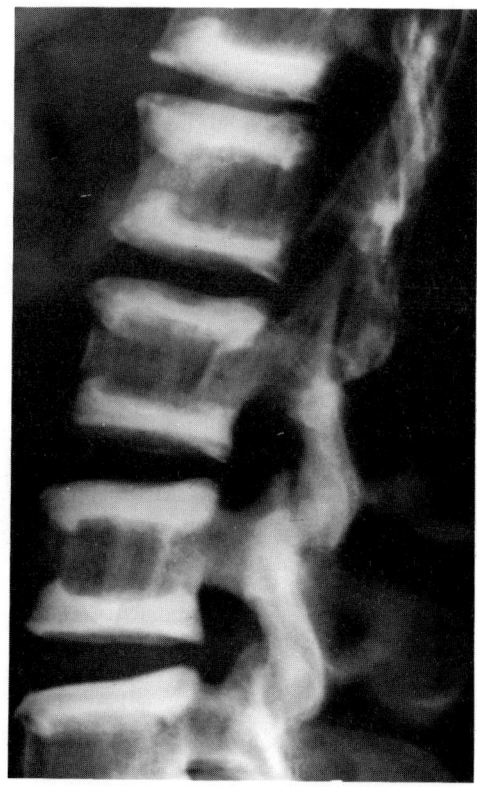

Abb. 49. Röntgenbild der seitlichen Lendenwirbelsäule des Falles von Abb. 47 mit typischer Dreischichtung der Wirbelkörper bei Osteopetrosis Albers-Schönberg

Klinisch reicht das Spektrum von schwer verlaufenden Formen mit intrauterinem Fruchttod oder Tod im Kindesalter bis zu praktisch symptomlosen Fällen, die entweder als Zufallsbefund radiologisch oder im Rahmen gezielter Familienuntersuchungen erfaßt werden. Klinische Symptome im Erwachsenenalter sind wiederholte Spontanfrakturen, eine Anämie und Hepatosplenomegalie, Zahnanomalien, Seh- oder Hörstörungen sowie Osteomyelitiden der Kiefer. Charakteristische röntgenologische Veränderungen finden sich besonders an der Wirbelsäule (Abb. 49) und am Os ileum. Generell ist der Schweregrad sehr variabel und die sichtbaren hyperostotischen Bezirke sind symmetrisch angeordnet.

4.1.3.3 Osteopoikilie und Melorheostose

Die *Osteopoikilie* (Abb. 50) und die *Melorheostose* (Abb. 51) bieten derartig charakteristische röntgenologische Befunde, daß die Diagnose in der Regel keine Schwierigkeiten macht. Ebenso wie die Osteopetrosis sind diese Skelettveränderungen therapeutischen Maßnahmen nicht zugänglich.

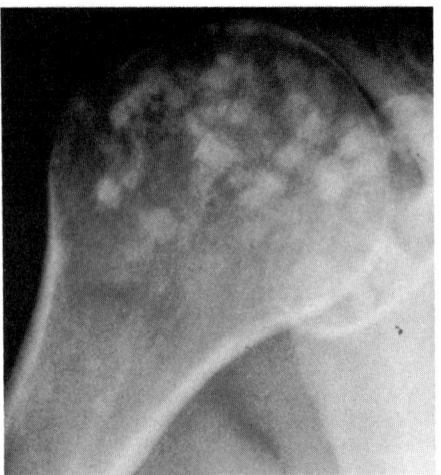

Abb. 50. Röntgenaufnahme des re. Humeruskopfes einer 21jährigen Frau mit Osteopoikilie

A 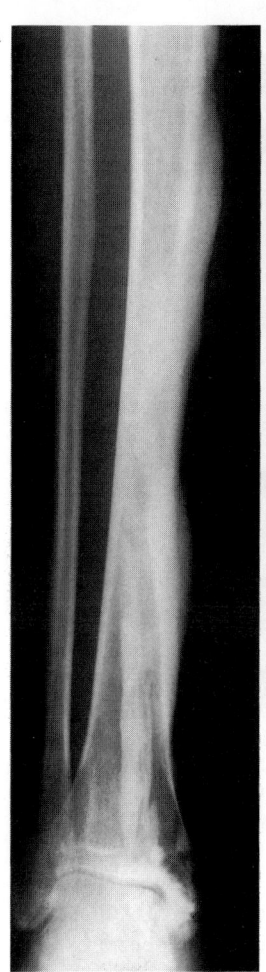 B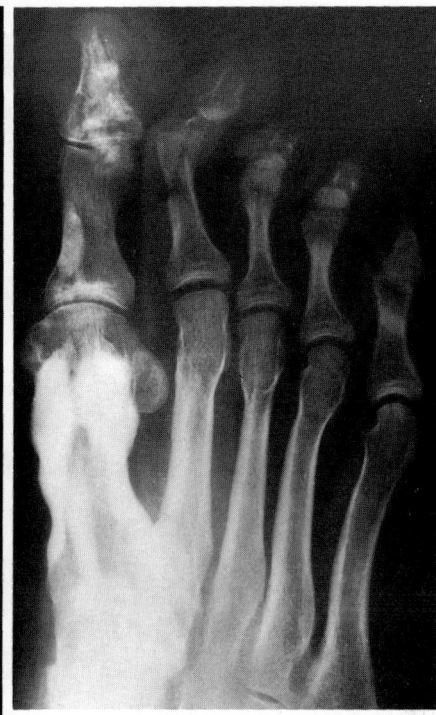

Abb. 51 A, B. Melorheostose bei einem 38jährigen Mann im Bereich der rechten unteren Extremität. **A** Röntgenaufnahme des re. Unterschenkels mit unregelmäßiger Hyperostose der Tibia (Tropfkerzenphänomen). **B** Röntgenaufnahme des re. Fußes mit Beteiligung des I. Strahls

4.1.3.4 Diaphysäre Knochendysplasie

Die *diaphysäre Knochendysplasie* (Camurati-Engelmann-Syndrom) zeichnet sich röntgenologisch durch symmetrische Kompaktaverdikkungen der langen Röhrenknochen (Abb. 52), sowie durch eine Sklerose bzw. Hyperostose des Schädels (Abb. 53) aus. Die körperliche

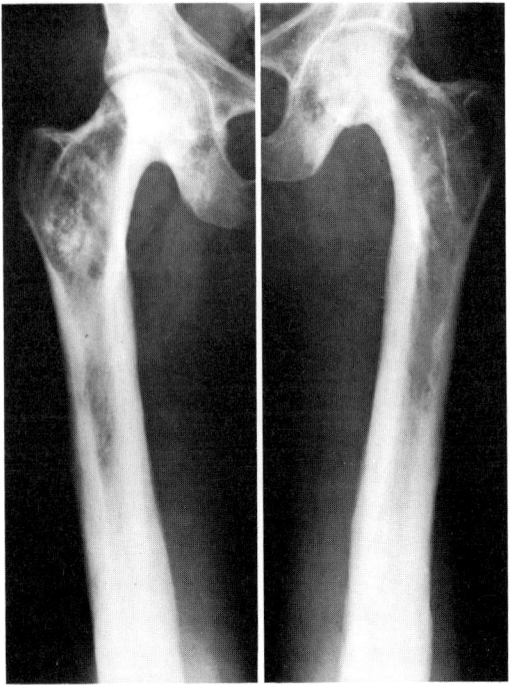

Abb. 52. Röntgenbilder beider Oberschenkel eines 41jährigen Mannes mit diaphysärer Knochendysplasie (Camurati-Engelmann-Syndrom). Symmetrische schwere Remodellierungsstörung im Diaphysenbereich

Entwicklung ist verzögert und die Muskulatur meist schwach und unterentwickelt. Neben genetisch bedingten Formen wurden auch sporadische Fälle beobachtet. Auch nach abgeschlossenem Längenwachstum kann die Hyperostose progredient sein. Durch die Beteiligung der Schädelbasis kann es zu Affektionen der Hirnnerven kommen, besonders des Nervus opticus, statoacusticus und facialis, so daß es z. B. bis zu einer doppelseitigen Amaurose kommen kann. In Einzelfällen wurden günstige Therapieeffekte mit Corticosteroiden dokumentiert.

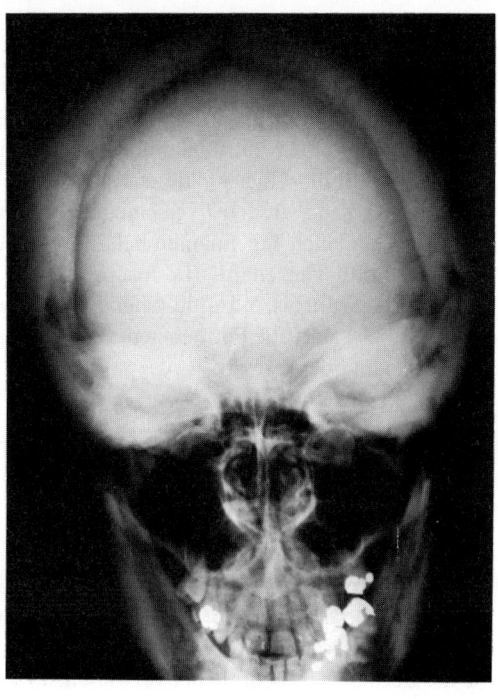

Abb. 53. Röntgenaufnahme des Schädels des Falles von Abb. 52 mit Hyperostose der Schädelkalotte und der Schädelbasis

4.2 Dysostosen

Diese sind Fehlbildungen verschiedener Skelettabschnitte. Im Gegensatz zu den Osteochondrodysplasien handelt es sich nur um umschriebene Knochenveränderungen. Eine besondere Bedeutung haben die Dysostosen mit vorwiegendem Extremitätenbefall erlangt, da sie sich durch toxische Schäden in der Embryonalzeit z. T. durch Medikamenteneinnahmen der Mutter entwickeln können. Als Beispiel sei das Contergan-Unglück genannt, bei dem es vorzugsweise zur sog. Phokomelie im Bereich der oberen Extremitäten kam.

4.3 Idiopathische Osteolysen

Diese können multizentrisch oder als Akroosteolysen auftreten und sind gegenüber jenen Störungen abzugrenzen, die im Rahmen von Nebenschilddrüsen-Überfunktionszuständen beobachtet werden können. Insgesamt werden 7 verschiedene Typen unterschieden, die unter verschiedenen Eigennamen bekannt wurden (Ia Lamy-Maroteaux, Ib Stuth-Thevenard, IIa Joseph, IIb Giaccai, III Thieffry-Shurtleff, IV Francois, V Hajdu-Cheney, VI Torg, VII Gorham). Bis auf den Typ VI sind alle Formen genetisch bedingt und zwar autosomal dominant oder rezessiv.

4.4 Primäre Wachstumsstörungen

Hierzu werden u. a. der *primordiale Zwergwuchs* und das interessante Krankheitsbild der *Progerie* (vorzeitige Vergreisung) gezählt. Da dieser Krankheitskomplex vorwiegend in die Pädiatrie gehört, sei auf die diesbezüglichen Lehrbücher verwiesen.

5 Myelogene Knochenveränderungen

Unter myelogenen Osteopathien versteht man Knochenveränderungen, die bei Erkrankungen der Hämatopoese oder des retikulären Systems zur Entwicklung kommen. Im Vordergrund des klinischen Bildes stehen selbstverständlich die verschiedenen Grunderkrankungen. Nur in seltenen Fällen kann das Skelett führendes Symptom sein. Dieses Gebiet wurde ausführlich von BURKHARDT bearbeitet, so daß wir uns hier auf dessen Gliederung beziehen, um aufzuzeigen, welche Krankheitsbilder im einzelnen zu Knochenveränderungen und -komplikationen führen können.

Von den Anämien sind Eisenmangelanämie, hämolytische Anämien, Sichelzellanämie und aplastische Anämien zu nennen. Es ist verständlich, daß die schwersten Skelettveränderungen im Rahmen dieser Grunderkrankungen bei Kindern angetroffen werden, bei denen es besonders im Schädelbereich zu ausgedehnten Umbauveränderungen kommt.

Weiter sind Skelettbefunde bei kongenitalen Funktionsstörungen der Myelopoese, bei Leukämie, bei Polycytämie sowie bei Myelofibrose und Osteomyelosklerose möglich. Nicht selten kommen bei osteolytischen Veränderungen durch Leukämien Hyperkalzämien vor, die bei Unkenntnis der Blutbefunde falsch interpretiert werden. Die Osteomyelosklerose kann differentialdiagnostische Schwierigkeiten bereiten, wenn fleckförmige Strukturveränderungen vorliegen, die auch den Verdacht auf eine Skelettmetastasierung aufkommen lassen.

Unter den Erkrankungen des retikulären Systems sind die Sarkoidose (Ostitis multiplex cystoides Jüngling), der Morbus Gaucher und die Histiozytosis X (Abb. 54) (eosinophiles Granulom, Hand-Schüller-Christian, Abt-Letterer-Siwe) zu nennen, außerdem die Mastozy-

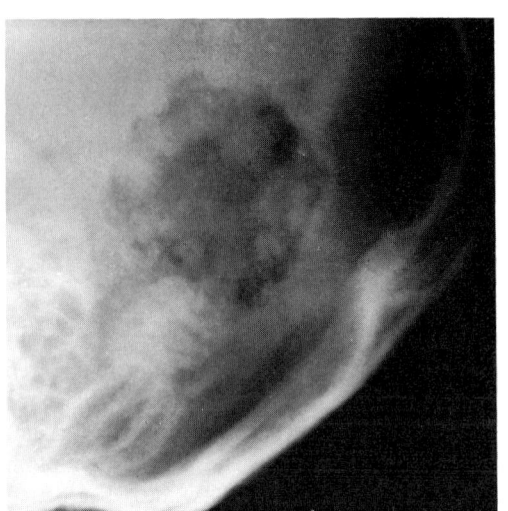

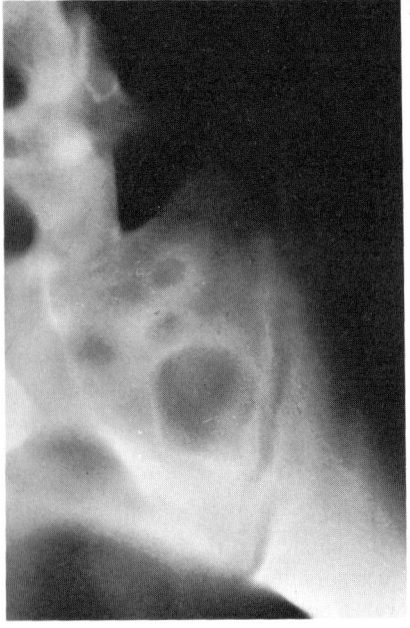

Abb. 54 A, B. 31jähriger Mann mit Histiozytosis X. **A:** Seitliche Röntgenaufnahme des Schädels mit unregelmäßig begrenzter Osteolyse im Os occipitale, **B:** Röntgentomographie des Kreuzbeins mit drei osteolytischen Herden mit sklerotischem Randsaum

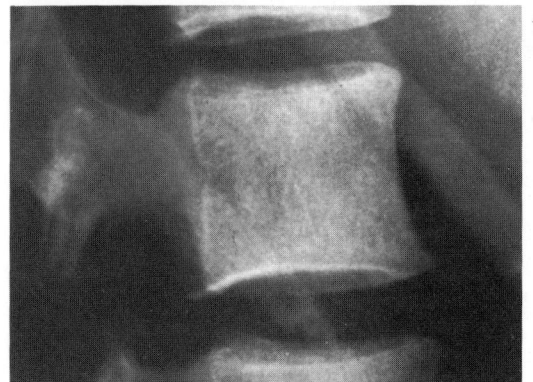

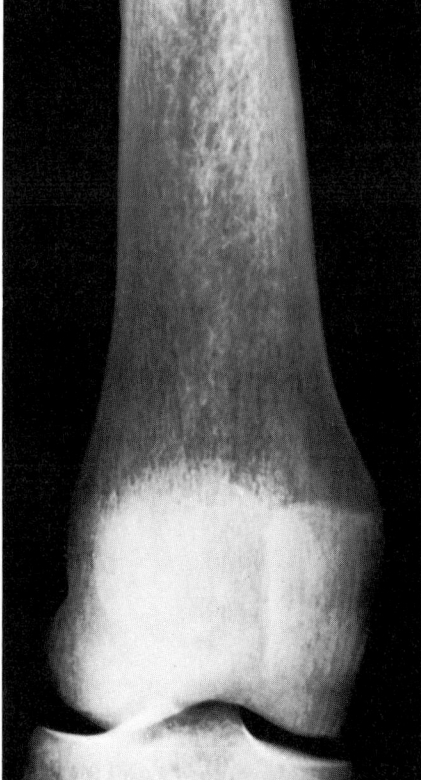

Abb. 55 A, B. Röntgen-
aufnahmen des 2. Lenden-
wirbels (**A**) und des linken
Femur (**B**) einer 45jährigen
Frau mit generalisierter
Mastozytose. Feinfleckige,
etwas verwaschene
Knochenstrukturen
praktisch in allen
Skelettabschnitten

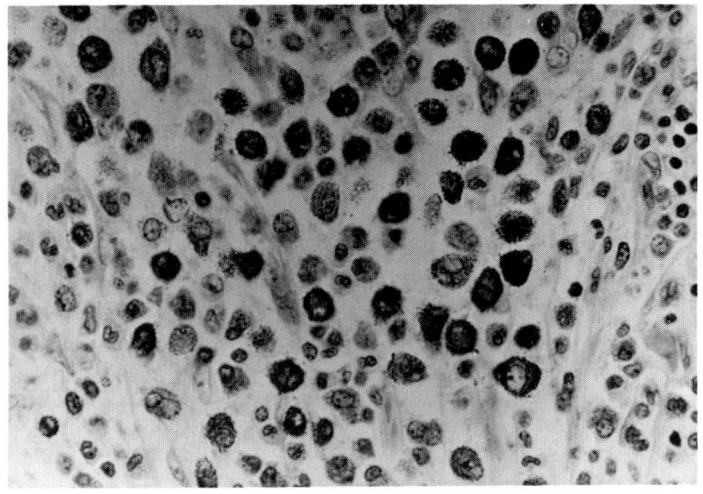

Abb. 56. Knochenmarksbefund einer Beckenkammbiopsie des Falles in Abb. 55. Darstellung der stark vermehrten Mastzellen durch Färbung der Granula mit Gallaminblau – Giemsa

tose (Abb. 55, 56), das Plasmozytom (s. S. 157), die Makroglobulin-ämie (Waldenström), die Lymphogranulomatose und maligne Lymphome.

6 Knochentumoren

Entscheidende Fortschritte auf dem Gebiet der Knochentumoren sind in den letzten Jahrzehnten erzielt worden, nachdem einerseits Knochentumorregister und Onkologische Zentren weltweit errichtet wurden und andererseits die histologische Technik sich soweit verbessert hat, daß auch hinsichtlich Diagnostik und Klassifizierung entsprechende Voraussetzungen geschaffen waren. Viele der Knochentumoren weisen bestimmte Verhaltensmuster in der Altersverteilung und in der Lokalisation auf. Darüber hinaus bestehen bei einer Reihe von Tumoren charakteristische röntgenologische Kriterien, die im Einzelfall diagnostisch wegweisend sein können oder sogar eine prima vista Diagnose ermöglichen.

Zu bedenken ist, daß die primären Knochentumoren generell zu den seltenen Tumoren gehören, sieht man einmal von den myelogenen Tumoren, wie z. B. dem Plasmozytom oder den malignen Lymphomen ab. Häufiger sind zweifellos die malignen sekundären Knochentumoren, d. h. Metastasen von neoplastischen Prozessen anderer Organsysteme. Nach klinischer Erfahrung gibt es Tumoren, die eine besondere Neigung haben, in das Knochengewebe zu metastasieren. Dabei handelt es sich am häufigsten um Karzinome der Brustdrüse, der Prostata (Abb. 57), der Schilddrüse, der Nieren, der Lunge, des Dickdarms und des Magens. Andere Malignome machen jeweils weniger als 1% der im Skelettsystem vorkommenden Metastasen aus.

Die genaue Diagnose einer benignen oder malignen Knochengeschwulst beruht praktisch nie auf einem Einzelbefund, sondern ergibt sich gewöhnlich aus einem Mosaik von Befunden, von denen der histologischen Untersuchung ein hoher Stellenwert zukommt. Dennoch kann es im Einzelfall trotz großer Erfahrung des Untersu-

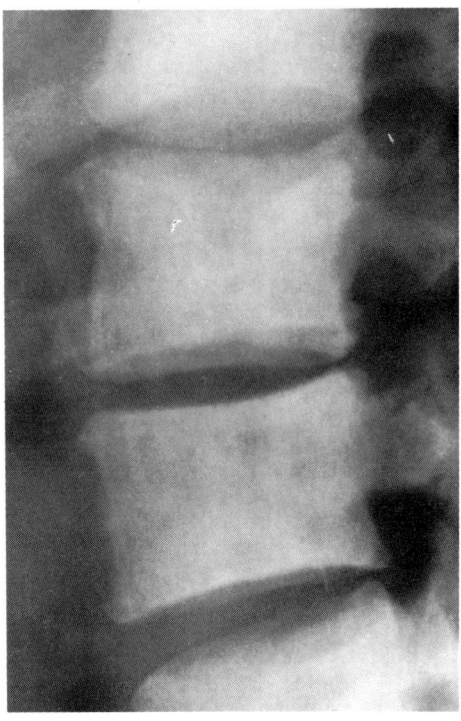

Abb. 57. Seitliche Lendenwirbelsäule eines 75jährigen Mannes mit metastasierendem Prostatacarcinom. Hochgradige relativ homogene Verdichtung der Knochenstruktur durch die osteoplastische Metastasierung

chers schwierig sein, den Knochentumor eindeutig zu klassifizieren, insbesondere, wenn das erkrankte Gewebe nicht optimal gewonnen oder aufgearbeitet wurde. Für die Abklärung des Einzelfalles stehen verschiedene Untersuchungsverfahren zur Verfügung. Ausgangspunkt für alle weiteren Maßnahmen ist in der Regel eine Röntgenaufnahme des betroffenen Skelettabschnittes, zusammen mit Anamnese, klinischen Befunden und den üblichen Laboratoriumsparametern. Bislang gibt es keine speziellen Serum- und Urinuntersuchungen – etwa im Sinne von Tumormarkern (wie z. B. das carcinoembryonale Antigen beim Dickdarmcarcinom oder das Kalzito-

Tabelle 27. Nomenklatur und Klassifizierung der Knochentumoren. Die Gegenüberstellung von benignen und malignen Tumoren bedeutet nicht, daß letztere die maligne Entartung der benignen Form darstellen muß. Auszugsweise in Anlehnung an BECKER (1975), SCHAJOWICZ (1981) und den Atlas des U.S. Armed Forces Institut of Pathology (SPJUT u. Mitarb. 1971)

Genese	Benigne	Maligne	
Chondrogen	Osteochondrom Enchondrom Periostales Chondrom Chondroblastom Chondromyxoidfibrom	Chondro- sarkom	primär sekundär mesenchymal entdifferenziert periostal
Osteogen	Osteom Osteoid-Osteom Osteoblastom Ossifizierendes Fibrom	Osteosarkom	primär sekundär periostal extraossär
Myelogen	Lipom	Liposarkom Plasmozytom Ewing-Sarkom Malignes Lymphom (Retikulosarkom)	
Fibrogen	Nicht-ossifizierendes Fibrom, fibröser Kortikalisdefekt Fibromyxom Desmoplastisches Fibrom Periostales Desmoid	Fibrosarkom Periostales Fibrosarkom	
Vaskulär	Angiom, Angiomatose Lymphangiom Glomustumor	Hämangiosarkom	
Unbekannt	Riesenzelltumor	Riesenzelltumor Adamantinom	
Extraskeletal		Metastasen Chordom	
	Epidermoidzyste		

nin beim medullären Schilddrüsencarcinom), die neben den üblichen Befunden, wie BSG, Elektrophorese, Blutbild usw. speziell auf Knochentumoren Hinweise geben. Weiterführende diagnostische Maßnahmen können die Röntgenuntersuchung des Gesamtskeletts zum Nachweis oder Ausschluß eines multilokulären Prozesses, die Skelettszintigraphie, die Röntgentomographie, die Angiographie und gegebenenfalls eine Computertomographie sein. Letztere eignet sich auch zur Beurteilung der Ausdehnung von Tumoren im Markraum langer Röhrenknochen, während die Angiographie von Wert ist, wenn operative oder rekonstruktive Eingriffe geplant sind.

In Tabelle 27 sind die wichtigsten benignen und malignen Knochentumoren, geordnet nach ihrem Ursprungsgewebe, aufgeführt. Verschiedene seltene Tumoren, die den Knochen betreffen können, sowie odontogene Tumoren und Gelenktumoren (Tabelle 28) finden in diesem Rahmen keine Darstellung. Daneben gibt es eine Reihe von tumorähnlichen Veränderungen, die in der Differentialdiagnose von Knochentumoren von Bedeutung sind. Im folgenden soll eine Auswahl der wichtigsten Tumoren besprochen werden (Tabelle 29):

6.1 Chondrogene Tumoren

6.1.1 Osteochondrom

Hierbei handelt es sich um den häufigsten gutartigen Tumor, der etwa 45% der benignen Knochentumoren ausmacht. Der Häufigkeitsgipfel liegt im 2. Lebensjahrzehnt und betrifft häufiger das männliche Geschlecht. Da die Osteochondrome meist als Fehlbildungen des Epiphysenknorpels oder des Periosts betrachtet werden, können praktisch alle Knochen mit einer enchondralen Knochenbildung befallen sein. Somit kommen an der Schädelkalotte derartige Befunde nicht vor. Die häufigste Lokalisation ist allerdings die Metaphysenregion von distalem Femur und proximaler Tibia sowie vom proximalen Humerus. Röntgenologisch imponieren Osteochondrome gewöhnlich als hakenförmige Exostosen. Klinisch kann dieser Tumor als derbe Schwellung imponieren, die in Abhängigkeit von Lokalisation und Größe zur Bewegungseinschränkung und/oder zu Schmer-

Tabelle 28. Weitere Tumoren und tumorähnliche Veränderungen, die im Skelett anzutreffen sind und bei denen im Einzelfall nicht immer sicher zwischen maligne und benigne differenziert werden kann

Verschiedene seltene Tumoren
u. a. Neurinom
    Neurosarkom
    Malignes fibröses Histiozytom

Nicht klassifizierbare Tumoren

Tumorähnliche Knochenveränderungen
u. a. Zysten
    Solitäre oder juvenile Knochenzyste
    Aneurysmatische Knochenzyste
    Synovialiszyste (Ganglion des Knochens)
    Histiocytosis X (Eosinophiles Granulom,
        ABT-LETTERER-SIWE-Syndrom,
        HAND-SCHÜLLER-CHRISTIAN-Syndrom)

Odontogene Tumoren

Gelenk-Tumoren
    Benignes und malignes Synovialom
    Gelenk-Chondromatose und -Chondrosarkomatose
    Synovialis-Hämangiom

zen führen kann. Die Therapie der Wahl ist die radikale Exzision. Eine maligne Entartung zu sekundären Chondrosarkomen wird bei den solitären Osteochondromen in 1 bis 2% der Fälle beobachtet. Eine Besonderheit stellen die multiplen Osteochondrome dar, da es sich bei dieser Erkrankung um ein autosomal-dominantes Erbleiden handelt. Diese Fälle sind insofern besonders beachtenswert, als eine maligne Entartung in bis zu 30% vorkommt.

6.1.2 Enchondrom

Wie das Osteochondrom kann auch das Enchondrom solitär oder multipel vorkommen. Das Auftreten von multiplen derartigen Geschwülsten wird als Enchondromatose oder Ollier'sche Erkrankung bezeichnet. Eine Sonderform stellt das sogenannte Maffucci-Syn-

Tabelle 29. Auswahl der häufigsten Knochentumoren mit ihrer bevorzugten Lokalisation, der Alters- und Geschlechtverteilung

Genese	Tumor	bevorzugte Lokalisation	Altersverteilung (Häufigkeitsgipfel)	Geschlechtsverteilung
Chondrogen	Osteochondrom	distaler Femur proximale Tibia proximaler Humerus	2. Jahrzehnt	♂ > /(=)♀
	Enchondrom	Hand- und Fußknochen	2.–5. Jahrzehnt	♂ = ♀
	Chondrosarkom	Becken, Rippen, Femur, Tibia, Scapula	4.–6. Jahrzehnt	♂ : ♀ = 1,5–2 : 1
Osteogen	Osteoid-Osteom	Femur, Tibia (praktisch alle Skelettbezirke möglich)	2.–3. Jahrzehnt	♂ : ♀ = 3 : 1
	Osteosarkom	distaler Femur proximale Tibia (Humerus, Becken)	2. Jahrzehnt	♂ : ♀ = 1,5 : 1
Myelogen	Plasmozytom	multizentrisch	ab 5. Jahrzehnt	♂ : ♀ = 2,5 : 1
	Ewing-Sarkom	alle Skelettbezirke	1.–2. Jahrzehnt	♂ : ♀ = 2 : 1
Fibrogen	Fibrosarkom	distaler Femur proximale Tibia (Becken)	2.–6. Jahrzehnt	♂ = ♀
Unbekannt	Riesenzelltumor	distaler Femur proximale Tibia (Epiphysen lange Röhrenknochen)	3.–5. Jahrzehnt	♂ < /(=)♀

drom dar, bei dem neben der Enchondromatose multiple Hämangiome vorliegen. Der Tumor wird am häufigsten im 2. bis 5. Lebensjahrzehnt beobachtet, Männer und Frauen sind im Verhältnis 1:1 betroffen. Seine Besonderheit liegt in der bevorzugten Lokalisation der kleinen Hand- und Fußknochen bei Bevorzugung der Phalangen. Enchondrome wachsen im allgemeinen langsam und machen Beschwerden bei Arosion der Kompakta oder bei Spontanfrakturen. Eine maligne Entartung wird selten beobachtet und zwar um so seltener, je weiter der Tumor in der Skelettperipherie gelegen ist.

6.1.3 Chondrosarkom

Diese maligne Geschwulst hat ihren Häufigkeitsgipfel im Erwachsenenalter in der 4. bis 6. Dekade. Männer sind 1,5 bis 2mal häufiger als Frauen betroffen. Nahezu alle Skelettabschnitte können befallen sein, am häufigsten das Becken, die Rippen, der Femur, die Tibia und die Scapula. Das Tumorwachstum ist im allgemeinen langsam, so daß klinische Symptome meist uncharakteristisch sind. Röntgenologisch sind fleckige Osteolysen mit scholligen, kalkdichten Einlagerungen auffällig (Abb. 58). Hat der Tumor das Periost durchbrochen, können die Weichteile massiv infiltriert sein. Von einem sekundären Chondrosarkom spricht man, wenn sich der Tumor aus einem gutartigen Knorpeltumor (z. B. Osteochondrom, Enchondrom) entwickelt hat. Die Therapie der Wahl ist die Radikaloperation, während Strahlenbehandlung und Chemotherapie weniger effektvoll sind. Die Prognose ist um so besser, je peripherer die Geschwulst gelegen ist.

6.2 Osteogene Tumoren

6.2.1 Osteom

Bislang ist nicht sicher entschieden, ob es sich hier um einen echten Knochentumor oder um eine tumorähnliche Veränderung im Sinne eines Hamartoms handelt, oder im Einzelfall sogar um einen reakti-

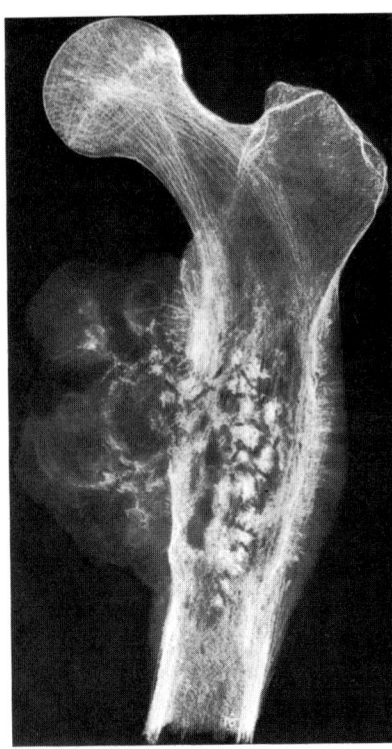

Abb. 58. Skizze eines Röntgenbildes eines Chondrosarkoms des linken Femur. Osteolysen mit knochendichten Einlagerungen im Schaft, Durchbruch durch die Kompakta mit Tumorausbreitung in den Weichteilen medial und Spikulabildung sowie proximalem und distalem Codman'schen Dreieck an der Lateralseite (REMAGEN und Mitarb. 1980)

ven Prozeß, z. B. nach Trauma oder Infektion. Osteome sind praktisch ausschließlich am Schädel lokalisiert. Röntgenologisch ist die Diagnose unschwer zu stellen, da die Osteome scharf begrenzt und von hoher Strahlendichte sind. Maligne Entartungen bzw. Rezidive nach operativer Entfernung kommen praktisch nicht vor. Beim Gardner-Syndrom finden sich neben multiplen Osteomen eine Polyposis coli und multiple Weichteiltumoren. Dieses Syndrom soll dominant vererbbar sein.

6.2.2 Osteoid-Osteom

Am häufigsten wird dieser Befund im 2. bis 3. Lebensjahrzehnt beobachtet. Das männliche Geschlecht ist mit etwa 3:1 gegenüber dem weiblichen bevorzugt. Charakteristisch sind umschriebene Schmerzen, die typischerweise nachts auftreten. Darüber hinaus kann der Befund druckschmerzhaft sein, selten besteht auch eine lokalisierte Schwellung. Bis auf die Schädelkalotte sind derartige Tumoren praktisch in allen Gebieten des Skeletts anzutreffen, am häufigsten jedoch in Femur und Tibia. Röntgenologisch findet sich ein Aufhellungsbezirk, der von einem Sklerosesaum umgeben ist und zentral eine Verdichtung im Sinne eines sogenannten Nidus aufweist. Die Therapie besteht in der Exzision mit Entfernung des Nidus.

6.2.3 Osteosarkom

Mit Ausnahme der myelogenen Tumoren ist das Osteosarkom der häufigste maligne Knochentumor, der mehr als ein Drittel der malignen Knochentumoren ausmacht. Überwiegend ist das männliche Geschlecht im Verhältnis 1,5:1 betroffen. Der Erkrankungsgipfel liegt im 2. Lebensjahrzehnt. Die weitaus häufigste Lokalisation sind die kniegelenksnahen Metaphysen von Femur und Tibia, mit größerem Abstand folgen Humerus und Becken. Eine gewisse Sonderstellung nehmen die Osteosarkome der Kieferknochen ein, deren Auftreten eher im höheren Lebensalter beobachtet wird. Erstsymptome sind oft Schmerzen, frühzeitig verbunden mit einer Schwellung dieses Skelettabschnittes. Laborchemisch ist gewöhnlich die alkalische Serumphosphatase stärker erhöht. Röntgenologisch ist das Erscheinungsbild sehr variabel und kann durch osteolytische oder osteosklerotische Bezirke sowie durch Ossifikationen bzw. Kalzifikationen imponieren (Abb. 59). Unspezifische Befunde sind Periostabhebungen im Sinne eines sogenannten Codman'schen Dreiecks und Spikulabildung, die senkrecht vom Periost in die Weichteile ziehen. Therapeutisch kommt in erster Linie eine kombinierte chirurgische und zytostatische Behandlung in Frage. Die Prognose wird gewöhnlich durch die Tendenz der Frühmetastasierung in die Lunge bestimmt.

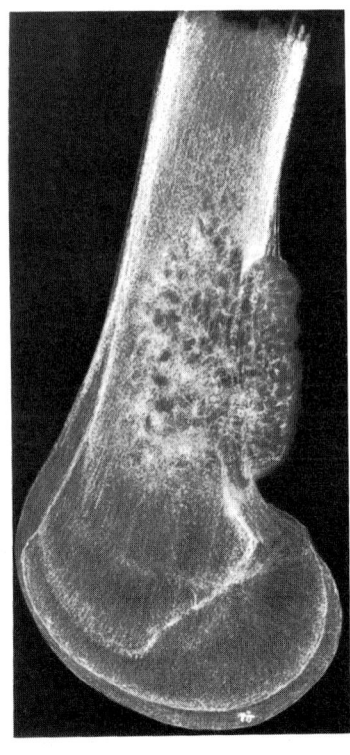

Abb. 59. Skizze eines Röntgenbildes eines Osteosarkoms des distalen Femur. Osteolytisch-sklerosierende Tumorinfiltration mit Durchbruch der dorsalen Kompakta (REMAGEN und Mitarb. 1980)

Sekundäre Osteosarkome werden im Zusammenhang mit einer Osteodystrophia deformans Paget, einer fibrösen Knochendysplasie, alten Knocheninfarkten und nach früherer Strahlenbehandlung beobachtet.

6.3 Myelogene Tumoren

Unter den benignen myelogenen Tumoren ist nur das Lipom zu nennen, das klinisch selten von differentialdiagnostischer Bedeutung sein kann. Von den malignen myelogenen Tumoren sind in Tabelle 27 das Liposarkom, das Plasmozytom, das Ewing-Sarkom und das maligne Lymphom aufgeführt. Da Plasmozytom und malignes Lymphom heute in der entsprechenden Fachliteratur ausführlich dargestellt werden, sei in diesem Rahmen nur auf einige osteologische Besonderheiten des Plasmozytoms eingegangen.

6.3.1 Plasmozytom (Syn. Morbus Kahler, multiples Myelom)

Wenn man diese Geschwulst zu den primären Knochentumoren zählt, so ist sie der häufigste maligne Knochentumor überhaupt. Das Plasmozytom kommt vor allem in der 2. Lebenshälfte vor und wird vor der 5. Lebensdekade nur selten angetroffen. Männer sind rund 2½mal häufiger als Frauen befallen. Eine kleinere Gruppe solitärer Myelome ist bevorzugt in der Wirbelsäule lokalisiert, die meist osteolytischen Veränderungen entsprechen und die zu Wirbelfrakturen führen können, seltener zu Querschnittssyndromen. Da andere primäre maligne Knochentumoren im Wirbelsäulenbereich ausgesprochen selten sind, ist differentialdiagnostisch in erster Linie an eine Metastase einer anderen Geschwulst zu denken.

Bei der Mehrzahl der Fälle beginnt das Geschwulstwachstum im Skelett multizentrisch, gewöhnlich unter Aussparung der distalen Extremitätenknochen (Abb. 60). Histologisch bieten dabei die meisten Fälle eine diffuse oder herdförmige Osteoporose, während sklerosierende Veränderungen selten sind. Von besonderer differentialdiagnostischer Bedeutung gegenüber einer primären Osteoporose sind diejenigen Fälle, die röntgenologisch ohne umschriebene Osteolysen diffus im Skelett ausgebreitet sind und daher gelegentlich als „Osteoporose" verkannt werden. Allgemein ist die Diagnose leicht zu stellen, wenn die typischen Laboratoriumsbefunde mit stark beschleunigter BSG, Bluteiweißverschiebungen, monoklonaler Paraproteinämie, Anämie und Proteinurie vorliegen. Auch das Lebensalter kann ein wichtiges diffentialdiagnostisches Kriterium sein.

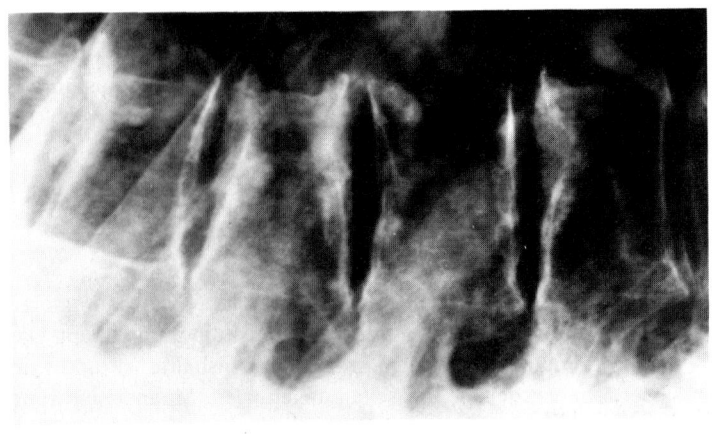

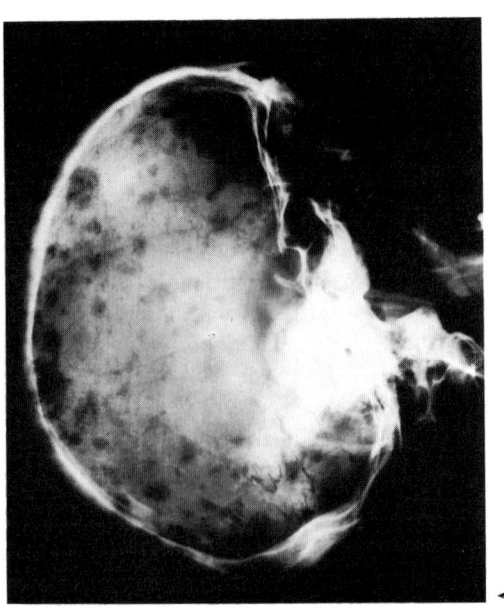

Abb. 60 A, B. 59jähriger Mann mit Plasmocytom.

A: Seitliche Röntgenaufnahme des Schädels mit multiplen herdförmigen Osteolysen.

B: Röntgenaufnahme der mittleren Brustwirbelsäule mit dem Bild einer „Osteoporose".

6.3.2 Ewing-Sarkom

Unter den myelogenen Knochentumoren ist auch das Ewing-Sarkom aufgeführt, von dem bis heute nicht sicher ist, von welcher Zellart es sich ableitet. Die Geschwulst tritt vorzugsweise vom 5. bis 20. Lebensjahr auf und kann sich in praktisch allen Skelettabschnitten entwickeln. Das männliche Geschlecht ist fast doppelt so häufig wie das weibliche betroffen. Häufige klinische Symptome sind Schmerzen, Fieber, lokale Schwellung und erhöhte BSG, so daß nicht selten die Fehldiagnose einer Osteomyelitis gestellt wird. Der röntgenologische Befund kann variabel sein. In den langen Röhrenknochen findet sich oft eine mottenfraßähnliche Auflockerung mit unscharfem Rand. Im Diaphysenbereich sind Spikulabildungen oder zwiebelschalenförmige Periostauflagerungen nicht selten. Die Geschwulst kann sich praktisch in allen Gebieten der langen Röhrenknochen entwickeln. Die hohe Malignität dokumentiert sich durch eine frühzeitige Metastasierung in Lungen und Skelett. Derartige Tumoren sind strahlensensibel, so daß die Radiologie meist in den Behandlungsplan einbezogen wird.

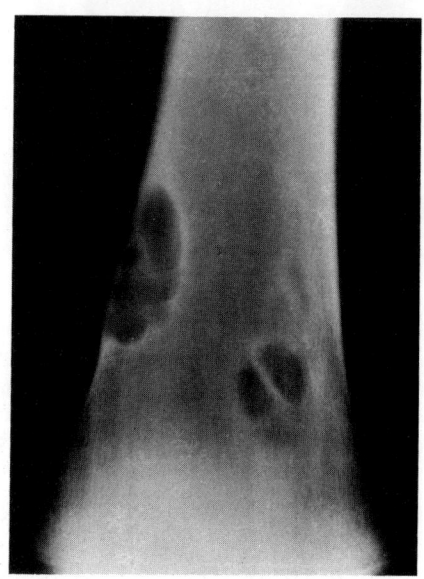

Abb. 61. Röntgentomographie des linken Femur eines 16jährigen Mädchens mit nicht ossifizierendem Fibrom

6.4 Fibrogene Knochentumoren

6.4.1 Nichtossifizierendes Fibrom (Syn. Fibröser Corticalisdefekt; Knochenfibrom; Metaphysärer Fibröser Defekt)

Derartige Befunde werden überwiegend im ersten und zweiten Lebensjahrzehnt beobachtet. Häufig handelt es sich um einen zufällig entdeckten röntgenologischen Befund, der im Bereich der Metaphysen der langen Röhrenknochen vorkommt (Abb. 61). Hier sieht man in der Kompakta gelegene multizystische Veränderungen mit einem dünnen sklerotischen Randsaum. Während des Wachstums wan-

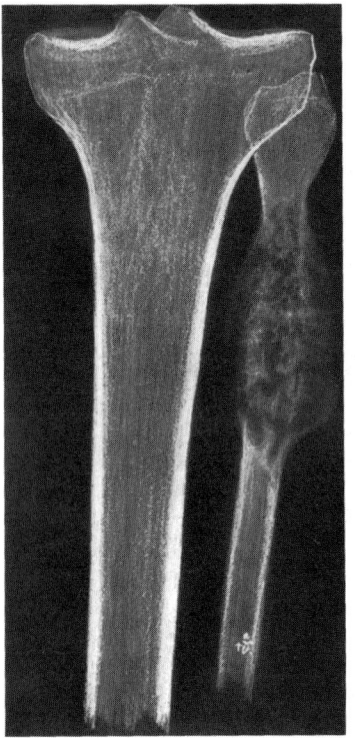

Abb. 62. Skizze eines Röntgenbildes eines Fibrosarkoms der linken Fibula. Vom Markraum ausgehender destruierender Tumor mit Expansion in die umgebenden Weichteile (REMAGEN und Mitarb. 1980)

dern die Fibrome diaphysenwärts und können dadurch in ihrem Ausmaß abnehmen. Eine maligne Entartung kommt praktisch nicht vor, so daß als einziges Risiko eine Spontanfraktur zu nennen ist.

6.4.2 Fibrosarkom

Das Fibrosarkom gehört zu den selteneren Knochentumoren und kommt gegenüber dem Osteosarkom etwa 6mal seltener vor. Es kann praktisch in jedem Lebensalter beobachtet werden mit einer gewissen Prävalenz des 2. bis 6. Lebensjahrzehnts. Beide Geschlechter sind etwa gleich häufig befallen. Wie beim Osteosarkom sind als wesentliche Lokalisationen die Metaphysen von Femur und Tibia oderhalb oder unterhalb des Kniegelenkes zu nennen, seltener ist das Becken betroffen. Die klinische Symptomatik ist anamnestisch meist von kurzer Dauer und registriert Schwellung und Schmerzen, sowie relativ häufig pathologische Frakturen. Röntgenologisch überwiegen osteolytische Befunde (Abb.62), weniger oft werden Sklerosen oder Kalkeinlagerungen beobachtet. Wie bei anderen malignen Knochentumoren können auch beim Fibrosarkom reaktive periostale Knochenneubildungen auftreten. Sekundäre Fibrosarkome entstehen in der Mehrzahl nach einer oft Jahre zurückliegenden Strahlentherapie des betroffenen Skelettabschnittes. In seltenen Fällen soll sich ein Fibrosarkom auch aus Riesenzelltumoren oder beim Morbus Paget entwickeln. Therapeutisch kommen an erster Stelle radikale chirurgische Maßnahmen in Frage, während eine Strahlentherapie wenig wirksam ist.

6.5 Tumoren unbekannten Ursprungs

6.5.1 Riesenzelltumor (benigne oder maligne)

Das Ursprungsgewebe dieses Tumors ist auch heute nicht hinreichend geklärt. Der Häufigkeitsgipfel liegt im 3. bis 5. Lebensjahrzehnt, kann jedoch auch in allen anderen Altersstufen vorkommen.

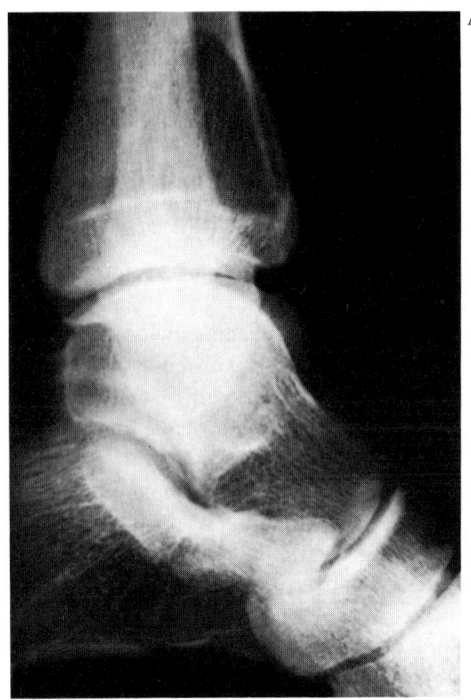

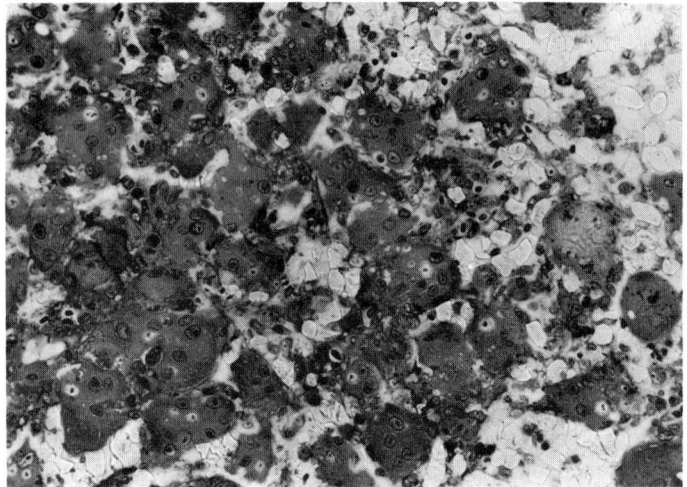

Das weibliche scheint gegenüber dem männlichen Geschlecht etwas häufiger betroffen zu sein. Hauptlokalisation dieser Geschwulst sind die Epiphysen der langen Röhrenknochen (Abb. 63), insbesondere des distalen Femur und der proximalen Tibia. Eine maligne Entartung kommt in rund 10% der Fälle vor, ebenso sind lokale Rezidive nach chirurgischer Therapie häufig, wenn nicht ausreichend curettiert wurde.

◁

Abb. 63 A, B. 25jähriger Mann mit Riesenzelltumor. **A:** Röntgenologische Darstellung eines glattrandigen zystischen Bezirkes im epiphysären Bereich der distalen Tibia links. **B:** Histologischer Befund mit dichtliegenden vielkernigen Riesenzellen

7 Entzündliche Knochenerkrankungen (Osteomyelitis, Spondylitis)

Eine Infektion kann neben dem Knochen selbst das Periost, den Markraum und das angrenzende Gewebe, wie Weichteile, Gelenke und Bandscheiben, befallen. Generell lassen sich eine endogene von einer exogen bedingten Osteomyelitis trennen, wobei dieser Osteomyelitis-Begriff im weiteren Sinne des Wortes gemeint ist.

Da die exogenen Formen auf traumatische und operative Maßnahmen zu beziehen sind, sei auf die chirurgische bzw. orthopädische Fachliteratur verwiesen. Obwohl auch hier die endogene Osteomyelitis meist abgehandelt wird, erfolgt die folgende Darstellung speziell unter dem Gesichtspunkt der inneren Medizin.

7.1 Unspezifische Osteomyelitis

Die endogene Osteomyelitis ist in der Regel hämatogenen Ursprungs bei Infektionen der unterschiedlichsten Organsysteme. Im Gegensatz zum Säuglingsalter ist der Ausgangsherd, d.h. die Primärerkrankung oft nicht mehr zu ermitteln. Bei der *unspezifischen Osteomyelitis* ist der Erreger zu 80 bis 90% Staphylococcus aureus. Interessant ist die Altersabhängigkeit der Verteilung des männlichen zum weiblichen Geschlecht: Bei Säuglingen 1:1; bei Kindern etwa 2,5:1 und bei Erwachsenen 6,5:1. Die befallenen Skelettbezirke sind in rund 80% die langen Röhrenknochen, besonders Tibia, Femur und Humerus. Während bei Kindern die Entzündung meist in der Metaphyse beginnt und sich diaphysenwärts und subperiostal ausbreitet, sind die Manifestationen bei Erwachsenen zunächst die Diaphyse mit Ausbreitung zur Epiphyse und in das angrenzende Gelenk sowie extraperiostal in die Weichteile. Die primär-metaphysäre Lokalisation bei Kindern ohne Einbeziehung der Epiphyse findet ihre Erklärung in der Gefäßversorgung beider Gebiete, die durch den Epiphysenknorpel getrennt werden. Klinisch imponierend bei der akuten hämatogenen Osteomyelitis sind die bekannten Entzündungszeichen, meist mit Fieber und Leukozytose. Der objektive radiologische Befund weist eine enge Relation zum Zeitfaktor des Krankheitsgeschehens auf und variiert von osteolytischen bis osteosklerotischen Befunden. Größere Sequesterbildungen sind im Kindesalter häufiger als beim Erwachsenen. Bei der chronischen Form kommen gelegentlich abszedierende Herde in den Meta- und/oder Diaphysen der langen Röhrenknochen vor, die als Brodie-Abszeß bezeichnet werden.

7.2 Spezifische Osteomyelitis

Unter den *spezifischen Osteomyelitis-Formen* sind neben der Tuberkulose auch Brucellose, Salmonellose, Lues, Typhus, Frambösie, Rotz, Tularämie, Pocken, Lepra u.a. zu nennen. Selten sind Virus- und Pilzinfektionen des Knochens, ebenso wie ein parasitärer Befall durch Echinococcen oder Cysticerken.

Die Knochen- und Gelenktuberkulose entsteht auf dem Wege einer hämatogenen Streuung und zwar entweder im Anschluß an die tuberkulöse Primäraffektion oder als Spätstreuung nach einem jahrelang symptomlosen Intervall. Bei dieser Form, die das 6. bis 8. Lebensjahrzehnt bevorzugt, wird der Ausgangsherd der Tuberkulose nur noch in etwa 10% der Fälle gefunden. Hauptlokalisation beim Erwachsenen sind die Wirbelsäule und die großen Gelenke, von denen zu rund 50% das Kniegelenk betroffen ist. Die Spondylitis tuberculosa betrifft in der Regel zwei benachbarte Wirbelkörper, seltener nur einen oder drei (Abb.64). Dabei sind der 9. und 10. Brustwirbelkörper sowie der 2. und 3. Lendenwirbelkörper bevorzugt. Röntgenologisches Frühsymptom der Spondylitis tuberculosa ist die Verschmälerung des Intervertebralraumes bzw. des Diskus, dessen

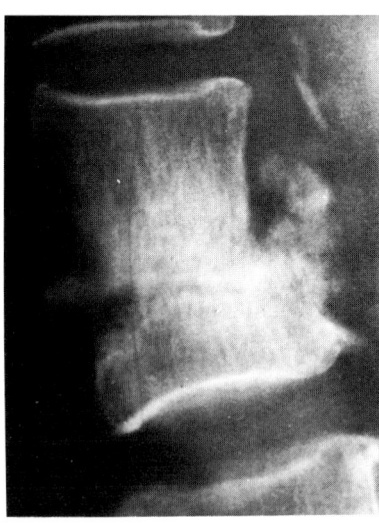

Abb. 64. Seitliches Röntgenbild des 2. und 3. Lendenwirbels einer 73jährigen Frau mit Spondylitis tuberculosa. Weitgehende Zerstörung des Discus intervertebralis und des 3. Lendenwirbels sowie Infiltration des 2. LWK

Nucleus pulposus sich bei einem Deckplatteneinbruch in die zentrale Kaverne eines Wirbelkörpers entleeren kann. Als charakteristische klinische Trias einer Spondylitis tuberculosa gelten Gibbusbildung, Rückenmarks-Kompressionssymptome und Senkungsabszeß. In etwa einem Drittel der Fälle lassen sich in der Röntgenaufnahme des Thorax Zeichen einer früheren Lungentuberkulose nachweisen, besonders Residuen des Primärkomplexes oder einer exsudativen Pleuritis. Differentialdiagnostisch ist bei einer Spondylitis tuberculosa auch an eine Brucellose zu denken. Bestimmte Berufsgruppen, wie Tierärzte, sind besonders gefährdet. Auch Staphylococcen können eine Spondylitis verursachen, allerdings ist der Verlauf sehr viel kürzer als der der Tuberkulose. Wie bei den anderen Osteomyelitiden erfordert die Behandlung der Knochentuberkulose in der Regel ein kombiniert chirurgisches-medikamentöses Vorgehen.

8 Osteodystrophia Deformans Paget

Dieses Krankheitsbild ist ein typisches Beispiel einer lokalisierten Knochenerkrankung und wurde erstmalig 1877 als Ostitis deformans von dem englischen Chirurgen Paget beschrieben, der einen entzündlichen Prozeß des Knochens annahm. Nachdem zwischenzeitlich verschiedene Theorien über die Ätiologie diskutiert wurden, sind in den letzten Jahren Befunde erhoben worden, die eine Virusinfektion möglich erscheinen lassen.

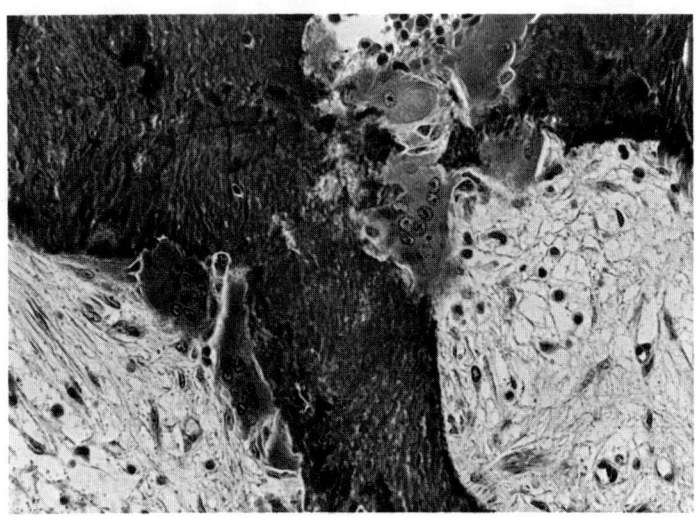

Abb. 65. Histologisches Präparat einer Beckenkammbiopsie eines 73jährigen Mannes mit Morbus Paget des Os ileum. Zahlreiche Riesenosteoklasten und Markfibrose

Es ist lange bekannt, daß dieses Krankheitsbild besonders häufig in England, Australien und Neuseeland vorkommt, während es in Skandinavien und offenbar auch in asiatischen Ländern relativ selten ist. Mit steigendem Lebensalter nimmt die Häufigkeit der Erkrankung zu, die um das 40. Lebensjahr bei 0,5% und zwischen dem 40. und 90. Lebensjahr bei rund 3% liegt.

Pathologisch-anatomisch findet sich ein gesteigerter Knochenumbau durch Osteoblasten und vielkernige Osteoklasten, die zum Teil als Riesenosteoklasten imponieren (Abb. 65). Konsekutiv kommt es

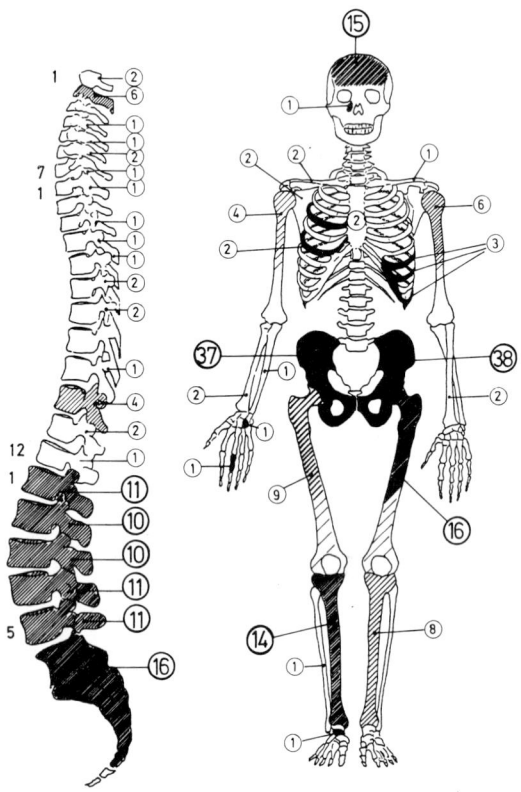

Abb. 66. Befallsmuster des Skeletts von 100 Fällen mit monostotischer bzw. polyostotischer Osteodystrophia deformans Paget. Die Zahlen geben die Häufigkeit des Befalls der einzelnen Knochen an

zu einer Osteoidvermehrung, Geflechtknochenbildung, Mosaikstruktur und Fibrosierung der Markräume. Die Knochenstrukturen können aufgelockert oder verdichtet sein, wie sich dies auch röntgenologisch darstellt. Makroskopisch kommt es zu Verdickungen und Verbiegungen der befallenen Knochen, gelegentlich zu Spontanfrakturen in Abhängigkeit von den Belastungen des jeweiligen Skelettbezirkes. Abb. 66 zeigt das Befallsmuster von 100 eigenen Fällen mit monostotischer und polyostotischer Manifestation. In diesem Schema ist die Häufigkeit des Befalles der einzelnen Knochen aufgeführt. Betroffen war das Becken rechts und links 75mal, die Oberschenkel 25mal, die Schienbeine 22mal und die Schädelkalotte 15mal. An der Wirbelsäule war das Kreuzbein 16mal, der 1. bis 5. Lendenwirbel jeweils 10 oder 11mal, während Brust- und Halswirbelsäule sehr viel seltener vorkamen. In dieser Zusammenstellung war auffällig, daß der 2. Halswirbel bei 6 Fällen einen Morbus Paget aufwies.

8.1 Klinik

Das Beschwerdebild ist im wesentlichen durch intermittierende oder kontinuierliche Schmerzen in den betroffenen Skelettbezirken gekennzeichnet. Unter Umständen beruhen diese Beschwerden auch auf einer Fehlbelastung der angrenzenden Gelenke, besonders, wenn es zu stärkeren Verbiegungen, z. B. der unteren Extremitäten in Form einer sogenannten Säbelscheidentibia gekommen ist. Es muß jedoch betont werden, daß selbst bei sehr ausgedehntem Skelettbefall Schmerzen völlig fehlen können. Eine erhöhte Hauttemperatur läßt sich besonders dort nachweisen, wo die befallene Knochenpartie nur von wenig Weichteil umgeben ist.

Zu den möglichen Komplikationen rechnen Frakturen, neurologische Befunde durch Druck auf einzelne Hirn- oder Spinalnerven bzw. auf das Rückenmark und ein erhöhtes Herzminutenvolumen bei sehr ausgedehntem polyostotischen Befall. In der Fachliteratur wird auf eine maligne Entartung eines Pagetknochens im Sinne eines Osteosarkoms bzw. eines malignen Riesenzelltumors hingewiesen.

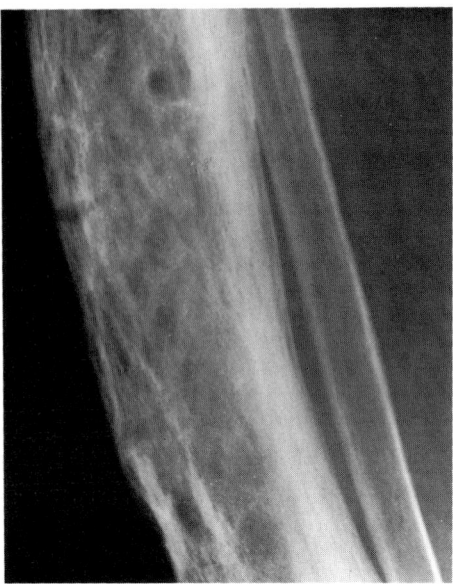

Abb. 67. Röntgenaufnahme des linken Unterschenkels einer 64jährigen Frau mit Morbus Paget. Unregelmäßige Knochenstruktur der Tibia, Spongiosierung der Kompakta mit teilweise aufgehobener Abgrenzung zum Markraum. Zwei Fissuren an der Tibiakante

Die Frequenz wird allgemein mit 1 bis 5% angegeben, je nach dem zugrundeliegenden Krankengut.

Meist wird die Diagnose röntgenologisch gestellt. In ausgeprägten Fällen bereitet sie keine Schwierigkeiten, wie dies in den Abbildungen 67 u. 68 zum Ausdruck kommt. Weniger charakteristische Befunde bereiten gelegentlich differentialdiagnostische Schwierigkeiten, die besonders in der Abgrenzung gegenüber sekundären Knochentumoren, d. h. Metastasen, primären Knochentumoren und osteomyelitischen Veränderungen bestehen. Im Zweifelsfall läßt sich auf eine Knochenbiopsie nicht verzichten. Da sich die vom Paget betroffenen Skelettabschnitte szintigraphisch gewöhnlich durch eine erhöhte Aktivität auszeichnen, ist diese Untersuchung als Suchmethode wichtig. Darüber hinaus ist diese Untersuchung in der Beurteilung eines Therapieeffektes von Wert.

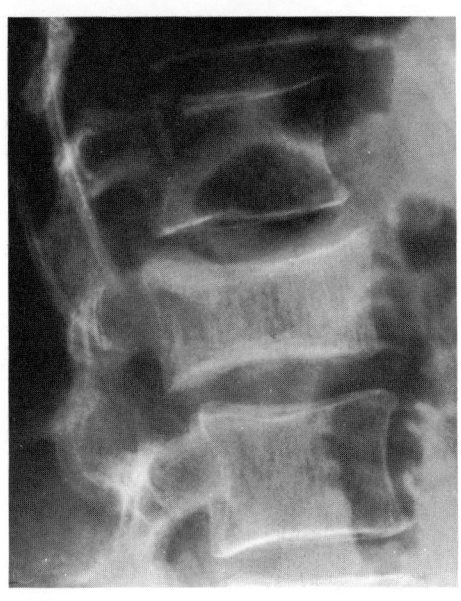

Abb. 68. Seitliche Röntgenaufnahme der Lendenwirbelsäule eines 71jährigen Mannes mit monostotischem Morbus Paget des 2. LWK, der eine verdichtete Knochenstruktur, eine Kompression und einen vergrößerten Durchmesser aufweist

8.2 Biochemische Befunde

Charakteristisch ist eine Erhöhung der alkalischen Serum-Phosphatase, deren Ausmaß wesentlich von der Ausdehnung und der Aktivität des Knochenprozesses abhängt. Dabei sind die Kalzium- und Phosphatwerte im Serum generell im Normbereich, gelegentlich kommen Hyperkalzurien, seltener Hyperkalzämien vor. Was für die alkalische Serum-Phosphatase gilt, trifft auch für die renale Hydroxyprolinausscheidung zu, deren Bestimmung allerdings nur unter einer standardisierten prolinfreien Kost zuverlässig ist.

8.3 Therapie

Aufgrund der nicht geklärten Ätiologie ist eine kausale Behandlung nicht möglich (Tabelle 30, 31). In den letzten Jahren hat eine Therapie zunehmendes Interesse gewonnen, die ihren Angriffspunkt vorwiegend in dem pathophysiologischen Prozeß des Knochenumbaues hat und zu einer Bremsung der lokal gesteigerten Remodellierungs-Vorgänge führt. Hierzu gehören Calcitonin, Diphosphonate und Mithramycin (Tabelle 32).

Das Peptidhormon Calcitonin wird gewöhnlich in Dosen von 2mal wöchentlich 100 Einheiten bis zu 100 Einheiten täglich subcutan angewandt. Bei uns im Handel sind Lachs- und Schweinecalcitonin, in der Schweiz auch Humancalcitonin. Im allgemeinen wird schon nach wenigen Tagen Therapie eine Reduktion der geklagten

Tabelle 30. Behandlungsmöglichkeiten des Morbus Paget

Ätiologisch	?
Pathogenetisch	Calcitonin Diphosphonate Mithramycin
Symptomatisch	Analgetika Antirheumatika
Orthopädisch Chirurgisch	z. B. Osteotomie

Tabelle 31. Indikationen für eine pathogenetisch orientierte medikamentöse Therapie

Knochenschmerzen
Progredienter Verlauf
    (bes. bei polyostotischer Manifestation und jüngeren Patienten)
Neurologische Komplikationen
    (potentiell oder manifest)
Frakturen
Hyperkalzämie
Herzinsuffizienz (durch erhöhtes HMV)

Tabelle 32. Zusammenstellung der im Handel befindlichen Präparate zur Therapie des Morbus Paget

Freiname	Handelsname	Dosis
Lachs-Calcitonin	Calcitonin-Sandoz Calcitonin L (Woelm)	1 ml Amp. = 100 I. E. Trockensubst. = 50 od. 100 I. E. + Lösungsmittel
Schweine-Calcitonin	Calcitonin S (Woelm)	Trockensubst. = 160 I. E. + Lösungsmittel
Human-Calcitonin	Cibacalcine (Ciba)	Trockensubst. = 0,5 mg + Lösungsmittel
Diphosphonat EHDP	Diphos (Boehringer)	Tabletten á 200 mg
Mithramycin	Mithramycin „Pfizer"	Trockensubst. = 2,5 mg

Schmerzen angegeben, die innerhalb von Wochen zur vollständigen Beschwerdefreiheit führen kann. Als Faustregel ist zu erwarten, daß die alkalische Serum-Phosphatase auf etwa 50% ihres Ausgangswertes abfällt, d. h. in einem Teil der Fälle wird eine Normalisierung erreicht, während andere Fälle mit sehr hohen Phosphatasewerten nur selten in den Normbereich gelangen. Nicht in jedem Fall ist dieses Hormon verträglich, so daß es gelegentlich wegen starken Hitzegefühls mit Gesichtsrötung im Sinne einer Flushsymptomatik oder wegen ausgeprägter Nausea abgesetzt werden muß. Vor dieser Entscheidung ist ein Wechsel von Lachs- oder Schweinecalcitonin auf Humancalcitonin durchaus gerechtfertigt.

Von den Diphosphonaten ist derzeit bei uns nur das Ethylen-1-Hydroxy-1,1-Diphosphonat (EHDP) im Handel. Die übliche Dosis beträgt 5 mg pro Kilogramm Körpergewicht über etwa 6 Monate. Grundsätzlich sind auch höhere Dosen möglich. Die Behandlungsdauer sollte dann jedoch verkürzt werden. Hier handelt es sich somit um eine Intervall-Therapie, wobei das behandlungsfreie Intervall vom Ausfall der Kontrollbefunde abhängt. Zu beachten ist die Einnahme auf nüchternen Magen aufgrund der schlechten Resorption dieser Substanz. Als Nebenwirkungen sei auf Mineralisationsstörungen der neu gebildeten Knochematrix hingewiesen, die gewöhnlich allerdings nur bei höherer Dosierung vorkommen.

Das hepato- und nephrotoxische Mithramycin sollte u. E. nur versucht werden, wenn bei zwingender Therapieindikation die bereits erwähnten Medikamente wirkungslos sind.

Zur symptomatischen Schmerzlinderung kommen auch Analgetika oder Antirheumatika in Frage, von denen sich besonders die Acetylsalizylsäure und das Indometacin bewährt haben.

9 Anhang

In diesem Teil sind die Normalbereiche der wichtigsten Laborparameter zusammengefaßt, die für die Untersuchung und Beurteilung osteologischer Krankheitsbilder von grundlegender Bedeutung sind. Die angegebenen Werte sind Richtgrößen und stammen sowohl aus dem eigenen Laboratorium als auch aus der rezenten Literatur. Die Umrechnungsfaktoren erlauben auch andere Maßeinheiten in die heute gültigen SI-Einheiten zu übertragen.

9.1 Normalwerte im Serum

Tabelle 33. Normalbereiche der kalziumregulierenden Hormone

Serumkonzentration von	Normalbereich[a]		Umrechnung
Parathormon[b]	bis ~300 pg/ml		
Calcitonin[c]	bis ~500 pg/ml		
25-OH D_3[d, e]	20 – 50 ng/ml	48 –120 nmol/l	(ng/ml) × 2,4 = (nmol/l) (nmol/l) × 0,42 = (ng/ml)
1,25 $(OH)_2$ D_3[c]	25 – 42 pg/ml	60 –100 pmol/l	(pg/ml) × 2,4 = (pmol/l) (pmol/l) × 0,42 = (pg/ml)
24,25 $(OH)_2$ D_3[e]	0,5– 4 ng/ml	1,2– 9,6 nmol/l	s. o.

[a] Richtgrößen, abhängig von Labor und Methode
[b] für C-terminale Assays
[c] bei Kindern höher
[d] jahreszeitliche Schwankungen, abhängig von UV-Bestrahlung
[e] bei Kindern niedriger

Tabelle 34. Normalbereiche von Kalzium, anorg. Phosphor, Kreatinin und alk. Phosphatase im Serum

Serumkonzentration von	Normalbereich		Umrechnung
	[mmol/l]	[mg %]	
Kalzium	2,25–2,63	9,0–10,5	(mg %) $\times$ 0,2495 = (mmol/l) (mmol/l) $\times$ 4,008 = (mg %)
anorg. Phosphor	Erw. 0,8 –1,6 Säuglinge 1,3 –2,3 Kinder 6–15 J. 1,1 –1,8	2,5– 5,0 4,0– 7,0 3,5– 5,5	(mg %) $\times$ 0,3229 = (mmol/l) (mmol/l) $\times$ 3,097 = (mg %)
Kreatinin	[µmol/l] 53–124	[mg %] 0,6–1,4	(mg %) $\times$ 88,40 = (µmol/l) (µmol/l) $\times$ 0,01131 = (mg %)
alkalische Phosphatase	in Abhängigkeit von der Bestimmungsmethode Erw. bis ~200 U/l Kinder bis 9 J. bis ~550 U/l bis 15 J. bis ~700 U/l		(Bodansky-E./100 ml) $\times$ 5,37 = (U/l) (King-Armstrong-E./100 ml) $\times$ 7,1 = (U/l)

9.2 Normalwerte im Urin

Tabelle 35. Normalbereiche der Ausscheidungen von Kalzium, anorg. Phosphor, Hydroxyprolin und cAMP im 24-Stunden Urin

Urinausscheidung von	Normalbereich [mmol/d]	[mg/d]	Umrechnung
Kalzium[a]	2,5– 7,5	100– 300	(mg) × 0,02495 = (mmol) (mmol) × 40,08 = (mg)
anorg. Phosphor[b]	13 – 39	400–1200	(mg) × 0,03229 = (mmol) (mmol) × 30,97 = (mg)
Hydroxyprolin[c], gesamt	[μmol/d] 115 –380	[mg/d] 15– 50	(mg) × 7,626 = (μmol) (μmol) × 0,1311 = (mg)
zyklisches AMP[d]	3,6 ± 0,7 mmol/d · g Kreatinin		

[a] Individuelle, geographische und jahreszeitliche Schwankungen, Ausscheidung bei Männern höher als bei Frauen, Abnahme im höheren Lebensalter
[b] Deutliche Abhängigkeit von der oralen Phosphatzufuhr
[c] Ausscheidung bei Männern höher als bei Frauen, im Wachstumsalter erhöht
[d] Bei normaler Nierenfunktion

Tabelle 36. Von den Serumwerten und Urinausscheidungen abgeleitete Größen: Kreatinin-Clearance, Phosphat-Clearance und renal-tubuläre Rückresorption. Die heutige gültige Maßeinheit für die Clearance ist ml/s

	Normalbereich		Umrechnung
Kreatinin-Clearance (Ccr)	80–170 ml/min	1,3–2,8 ml/s	(ml/min) × 0,01667 = (ml/s) (ml/s) × 60 = (ml/min)
Phosphat-Clearance (Cp)	~15 ml/min	~0,25 ml/s	
renal-tubuläre Phosphat-Rückresorption (TRP)	~85%		$TRP\,(\%) = \left(1 - \dfrac{Cp}{Ccr}\right) \times 100$

9.3. Normalwerte des Knochenmineralgehaltes

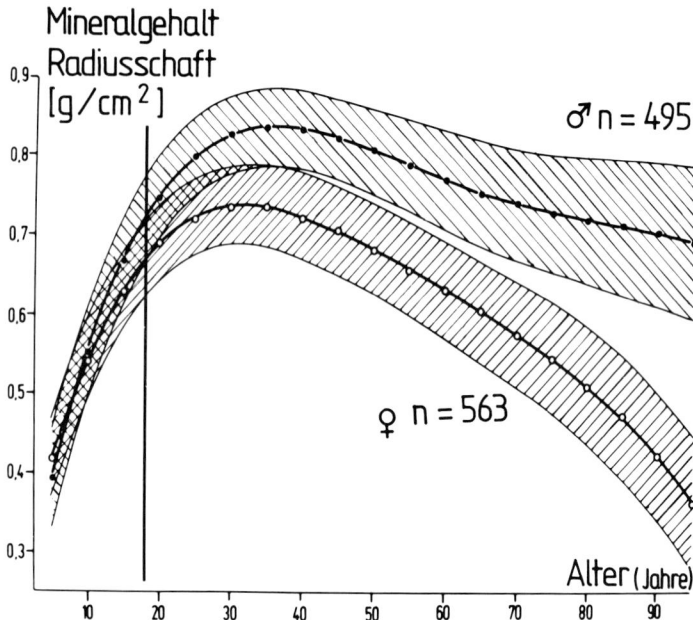

Abb. 69. Graphische Darstellung der alters- und geschlechtsabhängigen Normalwerte (schraffierte Bereiche ± 1 Standardabweichung) des Knochenmineralgehaltes des Radius, Messung am distalen Drittelpunkt mittels [125]Jod – Photonenabsorption. Die Kurven bieten drei für den Mineralgehalt bzw. die Knochenmasse des Skeletts charakteristische Befunde: Kurvenmaxima bei Männern und Frauen um das 35. Lebensjahr, höherer Mineralgehalt der Männer und stärkerer Mineralverlust der Frauen mit steigendem Lebensalter. Einzeldaten auch weiterer Meßpunkte an Radius und Ulna sind bis zum 18. Lebensjahr (senkrechte Linie) bei Kuhlencordt und Ringe (1978) und vom 19. Lebensjahr an bei Ringe und Mitarbeitern (1977) dokumentiert.

10 Literatur

Übersichten

ALBRIGHT, F., REIFENSTEIN, E.C.: The parathyroid glands and metabolic bone disease. Williams and Wilkins, Baltimore 1948

BICKEL, H., STERN, J. (Hrsg.): Inborn errors of calcium and bone metabolism. MTP Press, Lancester 1976

BRONNER, F., COBURN, J.W.: Disorders of Mineral Metabolism Vol. II, Calcium Physiology. Academic Press, New York – London 1982

DAMBACHER, M.A.: Praktische Osteologie. Thieme, Stuttgart – New York 1982

DELLING, G.: Endokrine Osteopathien. Veröffentlichungen aus der Pathologie, H. 98, Fischer, Stuttgart 1975

FRAME, B., PARFITT, A.M., DUNCAN, H. (Hrsg.): Clinical aspects of metabolic bone disease. Excerpta Medica, Amsterdam 1973

FRAME, B., POTTS, J.T. (Eds.): Clinical disorders of bone and mineral metabolism. Excerpta Medica, International Congress Series 617, Amsterdam – Oxford – Princeton 1983

FROST, H.M.: Bone remodelling dynamics. Thomas, Springfield, Ill. 1963

FROST, H.M.: The bone dynamics in osteoporosis and osteomalacia. Thomas, Springfield, Ill. 1966

JACKSON, W.P.U.: Calcium metabolism and bone disease. Arnold, London 1967

JAFFE, H.L.: Metabolic, degenerative, and inflammatory diseases of bones and joints. Urban und Schwarzenberg, München – Berlin – Wien 1972

JESSERER, H.: Knochenkrankheiten. Urban und Schwarzenberg, München – Berlin – Wien 1971

JOWSEY, J.: Metabolic diseases of bone. Saunders, Philadelphia – London – Toronto 1977

KUHLENCORDT, F., BARTELHEIMER, H. (Hrsg.): Klinische Osteologie. Handbuch der Inneren Medizin, Bd.6, Teil 1 A und B. Springer, Berlin – Heidelberg – New York 1980

KUHLENCORDT, F., KRUSE, H.-P. (Hrsg.): Calcium metabolism, bone and metabolic bone diseases. Proceedings of the X. European Symposium on Calcified Tissues. Springer, Berlin – Heidelberg – New York 1975

KUHLENCORDT, F., KRUSE, H.-P.: Endokrine und metabolische Osteopathien. In: Handbuch der inneren Medizin, Bd. 6/1B, Hrsg. F. Kuhlencordt, H. Bartelheimer, 667–674, Springer, Berlin – Heidelberg – New York 1980

LICHTWITZ, A., PARLIER, R.: Calcium et maladies métaboliques de l'os. Bd. 1–3. L'Expansion, Paris 1964

MACINTYRE, I. (Hrsg.): Calcium metabolism and bone disease. Clin. Endocr. Metab. 1, 3–328 (1972)

MORGAN, B.: Osteomalacia, renal osteodystrophy and osteoporosis. Thomas, Springfield, Ill. 1973

NORDIN, B. E. C.: Metabolic bone and stone disease. Churchill Livingstone, Edinburgh – London 1973

PATERSON, C. R.: Metabolic disorders of bone. Blackwell, Oxford – London – Edinburgh – Melbourne 1974

RASMUSSEN, H., BORDIER, P.: The physiological and cellular basis of metabolic bone disease. Williams and Wilkins, Baltimore 1974

SISSONS, H. A. (Hrsg.): Bone metabolism in relation to clinical medicine. Pitman, London 1963

SNAPPER, J.: Bone diseases. Grune and Stratton, New York – London 1957

Physiologische Grundlagen und Untersuchungsmethoden

BARTELHEIMER, H., SCHMITT-ROHDE, J. M.: Die Biopsie des Knochens als differentialdiagnostische klinische Methode. Klin. Wschr. 35, 429–440 (1957)

BENNINGHOFF, A.: Bauprinzipien des Bindegewebes und der Muskulatur und ihre funktionelle Bedeutung. Verh. Dtsch. Ges. Orthop. 1935

BIKLE, D. D. (Ed.): Assay of Calcium-regulating Hormones. Springer, New York – Berlin – Heidelberg – Tokyo 1983

BOURNE, G. H. (Hrsg.): The biochemistry and physiology of bone, 2. Auflg., Vol. III: Development and growth, Academic Press, New York – San Francisco – London 1971

BOURNE, G. H. (Hrsg.): The biochemistry and physiology of bone, 2. Auflg. Vol. I: Structure. Academic Press, New York – San Francisco – London 1972

BOURNE, G. H. (Hrsg.): The biochemistry and physiology of bone, 2. Auflg., Vol. II: Physiology and pathology, Academic Press, New York – San Francisco – London 1972

BOURNE, G. H. (Hrsg.): The biochemistry and physiology of bone, 2. Auflg., Vol. IV: Calcification and physiology, Academic Press New York – San Francisco – London 1976

BURKHARDT, R.: Technische Verbesserungen und Anwendungsbereich der Histo-Biopsie von Knochenmark und Knochen. Klin. Wschr. 44, 326–334 (1966)

COPP, D. H.: Calcium and phosphate homeostasis: Two decades in perspective. In: Calcium-regulating hormones. Eds. R. V. Talmage, M. Owen, J. A. Parsons. Excerpta Medica, Amsterdam 1975

DeLUCA, H. F.: Vitamin D. Metabolism and function. Springer, Berlin – Heidelberg – New York 1979

DeLUCA, H. F.: Metabolism and mechanism of action of vitamin D. In: Bone and mineral research, Ed. W. A. Peck, pp. 7–73, Excerpta Medica, Amsterdam – Oxford – Princeton 1983

DIETHELM, L. (Hrsg.): Röntgendiagnostik der Skeletterkrankungen. Handbuch der medizinischen Radiologie, Bd. V, Springer, Berlin – Heidelberg – New York Teil 1 – 1976, 2 – 1973, 3 – 1968, 4 – 1971

DIETHELM, L., HEUCK, F. (Hrsg.): Röntgendiagnostik der Skeletterkrankungen. Handbuch der medizinischen Radiologie, Bd. V/Teil 5, Springer, Berlin – Heidelberg – New York 1983

ERDHEIM, J.: Morphologische Studie über die Beziehungen der Epithelkörperchen zum Kalkstoffwechsel. Frankf. Z. Pathol. 7, 175–230 (1911)

GAILLARD, P. J., TALMAGE, R. V., BUDY, A. M. (Eds.): The parathyroid glands: Ultrastructure, secretion and function. University Press, Chicago 1965

GOULD, B. S. (Hrsg.): Treatise on collagen. Vol. 2: Biology of collagen, Part A and B. Academic Press, London – New York 1968

GRIFFITHS, H. J.: Röntgen-Diagnostik des Skeletts. Fischer, Stuttgart – New York 1983

HABENER, J. F., POTTS, J. T.: Parathyroid hormone: Recent advances in studies of the chemistry, biosynthesis, control of secretion, metabolism, and immunoassay. In: Handbuch der inneren Medizin, Bd. 6, Teil 1 A, pp. 577–597, Hrsg. F. Kuhlencordt, H. Bartelheimer, Springer, Berlin – Heidelberg – New York 1980

HEUCK, F., VANSELOW, K.: Röntgenologie, Densitometrie, Neutronen- und Protonenaktivierungsanalyse und Ultraschall-Untersuchungen. In: Kuhlencordt, F., H. Bartelheimer (Hrsg.) Handbuch der inneren Medizin, Bd. 6, Teil 1 A, S. 221–397. Springer, Berlin – Heidelberg – New York 1980

HEUCK, F., ZUM WINKEL, K.: Skelettszintigraphie. In: Kuhlencordt, F., H. Bartelheimer (Hrsg.) Handbuch der inneren Medizin Bd. 6, Teil 1 A, S. 399–435. Springer, Berlin – Heidelberg – New York 1980

HÖHLING, H., ASHTON, B. A., FIETZEK, P. P.: Kollagenmineralisation. In: Handbuch der inneren Medizin, Bd. 6, Teil 1 A, 59–80, Hrsg. F. Kuhlencordt, H. Bartelheimer, Springer, Berlin – Heidelberg – New York 1980

JACOBS, P.: Röntgenatlas der Hand. Springer, Berlin – Heidelberg – New York 1975

KNESE, K.-H.: Stützgewebe und Skelettsystem. Springer, Berlin – Heidelberg – New York 1979

KNOP, J., REICHSTEIN, K.-H., MONTZ, R.: A [47]Calcium kinetic model with two bone compartments. Europ. J. nucl. Med. 2, 35–41 (1977)

LENTNER, Ch., LAUFFENBURGER, Th., HAAS, H. G.: Die Stoffwechselbilanz. Untersuchungstechnik u. Auswertung. In: Handbuch der inneren Medizin, Bd. 6/1 A, Hrsg. F. Kuhlencordt u. H. Bartelheimer, S. 503–531, Springer, Berlin – Heidelberg – New York 1980

LICHTWITZ, L.: Pathologie der Funktionen und Regulationen. Sijthoff, Leiden 1936

MacIntyre, I., Evans, I.M., Galante, C.S., Hillyard, C.J.: Calatonin: Discovery, physiology and effects on calcium and phosphate metabolism. In: Handbuch der inneren Medizin. Bd.6, Teil 1 A, Hrsg. F.Kuhlencordt, H.Bartelheimer, 197–217, Springer, Berlin – Heidelberg – New York 1980

Malm, O.: Calcium requirement and adaption in adult men. University Press, Oslo 1958

Massry, S.G., Ritz, E. (Hrsg.): Phosphate metabolism. Plenum Press, New York – London 1977

McLean, F.C., Hastings, A.B.: Clinical estimation and significance of calcium ion concentration in the blood. Amer. J. med. Sci. 189, 601 (1935)

McLean, F.C., Lacroix, P., Budy, A.M.: Radioisotopes and bone. Blackwell, Oxford 1962

McLean, F.C., Urist, M.R.: Bone. Fundamentals of the physiology of skeletal tissue. 3.Auflg. Univ. of Chicago Press, Chicago – London 1968

Murray, R.O., Jacobson, H.G.: The radiology of skeletal disorders. Exercises in diagnosis. Volume I–IV. Second Edition. Churchill Livingstone, Edinburgh – London – New York 1977

Neuman, W.F., Neuman, M.W.: The chemical dynamics of bone mineral. Univ. of Chicago Press, Chicago 1958

Nordin, B.E.C. (Hrsg.): Calcium, phosphate and magnesium metabolism. Clinical physiology and diagnostic procedures. Churchill Livingstone, Edinburgh – London – New York 1976

Nordin, B.E.C., Smith, D.A.: Diagnostic procedures in disorders of calcium metabolism. Churchill, London 1965

Parsons, J.A., Zanelli, J.M.: Physiological role of the parathyroid glands. In: Handbuch der inneren Medizin, Bd.6, Teil 1 A, Hrsg. F.Kuhlencordt, H.Bartelheimer, 135–172, Springer, Berlin – Heidelberg – New York 1980

Price, P.: Osteocalcin. In: Bone and mineral research, Ed. W.A.Peck, pp.157–190, Excerpta Medica, Amsterdam – Oxford – Princeton 1983

Reiser, M., Rupp, N., Stetter, E.: Erfahrungen bei der NMR-Tomographie des Skelettsystems. Fortschr. Röntgenstr. 139, 365–372 (1983)

Ringe, J.-D.: Die klinische Bedeutung der direkten Messung des Knochenmineralgehaltes. Urban u. Schwarzenberg, Wien – München – Baltimore 1982

Schenk, R.K., Olah, A.J.: Histomorphometrie. In: Kuhlencordt, F., H.Bartelheimer (Hrsg.) Handbuch der neueren Medizin, Bd.6, Teil 1 A, S.437–494. Springer, Berlin – Heidelberg – New York 1980

Talmage, R.V., Cooper, C.W., Toverud, S.U.: The physiological significance of calcitonin. In: Bone and mineral research, Ed. W.A.Peck, pp.74–143, Excerpta Medica, Amsterdam – Oxford – Princeton 1983

Termine, J.D.: Osteonectin and other newly described proteins of developing bone. In: Bone and mineral research, Ed. W.A.Peck, pp.144–156, Excerpta Medica, Amsterdam – Oxford – Princeton 1983

von Torklus, D., Gehle, W.: Die obere Halswirbelsäule. Thieme, Stuttgart 1975

Vaughan, J.M.: The physiology of bone. Clarendon Press, Oxford 1970

WOLSTENHOLME, G. E. W., O'CONNOR, C. M. (Hrsg.): Bone structure and metabolism. Churchill, London 1956

Osteoporose

ALOIA, J. F., VASWANI, A. N., YEH, J. K., ROSS, P., ELLIS, K., COHN, S. H.: Determinants of bone mass in postmenopausal women. Arch. Intern. Med. 143, 1700–1704 (1983)

AVIOLI, L. V.: Osteoporosis. In: Bone and mineral research, Annual 1, Ed. W. A. Peck, 280–318, Excerpta Medica, Amsterdam – Oxford – Princeton 1983

CHRISTIANSEN, C., CHRISTENSEN, M. S., MCNAIR, P., HAGEN, C., STACKLUND, K.-E., TRANSBØL, I. B.: Prevention of early postmenopausal bone loss: controlled 2-year study in 315 normal females. Eur. J. Clin. Invest. 10, 273–279 (1980)

COHN, S. H.: Techniques for determining the efficacy of treatment of osteoporosis. Calcif. Tiss. Int. 34, 433–438 (1982)

COURVOISIER, B., DONATH, A., BAUD, C. A.: (Eds.): Fluoride and bone. Huber, Bern – Stuttgart – Wien 1978

DELUCA, H. F., FROST, H. M., LEE, W. S. S., JOHNSTON Jr., C. C., PARFITT, A. M.: Osteoporosis: Recent advances in pathogenesis and treatment. University Park Press, Baltimore 1981

DIXON, A. St. J., RUSSELL, R. G. G., STAMP, T. C. B. (Eds.): Osteoporosis. A multi-disciplinary problem. Royal Society of Medicine, International Congress and Symposium Series No. 55, London 1983

HIOCO, D. J. (Hrsg.): L'ostéoporose. Masson, Paris 1964

HORSMAN, A., JONES, M., FRANCIS, R., NORDIN, C.: The effect of estrogen dose on postmenopausal bone loss. New Engl. J. Med. 309, 1405–1407 (1983)

JESSERER, H.: Osteoporose. Blaschker, Berlin 1963

JESSERER, H.: Fortschritte in der Behandlung der Osteoporose. Wien. klin. Wschr. 94, 135–139 (1982)

KRUSE, H.-P.: Die primäre Osteoporose und ihre Pathogenese. Springer, Berlin – Heidelberg – New York 1978

KRUSE, H.-P., KUHLENCORDT, F.: Pathogenesis and natural course of primary osteoporosis. Lancet I, 280–282 (1980)

KUHLENCORDT, F.: Osteoporosis – a clinical review. In: Calcified Tissues 1975, Hrsg. S. P. Nielsen, E. Hjørting-Hansen, 405–411, Fadl, Kopenhagen 1976

KUHLENCORDT, F.: Klinische Aspekte der Osteoporose. Ther. Umsch. 34, 624–627 (1977)

KUHLENCORDT, F.: Internistische Aspekte der Osteoporose. In: Die Osteoporose in Klinik und Praxis, Hrsg. J. Eichler, Mediz. literarische Verlagsgesellschaft, Uelzen 1983

KUHLENCORDT, F., KRUSE, H.-P.: Osteoporose. In: Handbuch der inneren

Medizin, Bd. 6, Teil 1 B, Hrsg. F. Kuhlencordt, H. Bartelheimer, Springer, Berlin – Heidelberg – New York 1980

KUHLENCORDT, F., WIENERS, H., GOCKE, H.: Skelettuntersuchungen bei Diabetikern bis zum 45. Lebensjahr. Dtsch. med. Wschr. 91, 1913–1917 (1966)

MAZESS, R. B.: On aging bone loss. Clin. Orthop. 165, 239–252 (1982)

MAZESS, R. B.: The noninvasive measurement of skeletal mass. In: Bone and mineral research, Ed. W. A. Peck, pp. 223–279. Excerpta Medica, Amsterdam – Oxford – Princeton 1983

NORDIN, B. E. C., AARON, J., SPEED, R., CRILLY, R. G.: Bone formation and resorption as the determinants of trabecular bone volume in postmenopausal osteoporosis. Lancet II, 277–279 (1981)

PARFITT, A. M.: Bone remodeling in the pathogenesis of osteoporosis. Medical Times – Nov. 1981

PARFITT, A. M.: Bone effects of space flight: Analysis by quantum concept of bone remodelling. Acta Astronautica 8, 1083–1090 (1981)

PARFITT, A. M.: Dietary risk factors for age-related bone loss and fractures. Lancet II, 1181–1184 (1983)

PECK, W., GENNARI, C., RAISZ, L., MEUNIER, P., RITZ, E., KRANE, S., NUKI, G., AVIOLI, L. V.: Corticosteroids and bone. Calcif. Tiss. Int. 36, 4–7 (1984)

REUTTER, F. W.: Osteoporose. In: Therapie-Handbuch, Hrsg. F. Krück et al., 1033–1036, Urban u. Schwarzenberg, München – Wien – Baltimore 1983

WAGNER, H.: Präsenile Osteoporose. Thieme, Stuttgart 1965

WHYTE, M. P., BERGFELD, M. A., MURPHY, W. A., AVIOLI, L. V., TEITELBAUM, S. L.: Postmenopausal osteoporosis. Amer. J. Med. 72, 193–202 (1982)

WRONSKI, T. J., MOREY, E. R.: Alterations in calcium homeostasis and bone during actual and simulated space flight. Med. Sci. Sports Exerc. 15, 410–414 (1983)

Hyperparathyreoidismus

BILEZIKIAN, J. P.: The medical management of primary hyperparathyroidism. Ann. Intern. Med. 96, 198–202 (1982)

DELLING, G., SCHULZ, A.: Histomorphometrische und ultrastrukturelle Skelettveränderungen beim primären Hyperparathyreoidismus. Therapiewoche 28, 3646–3654 (1978)

DIETEL, M., HÖLZEL, F., ARPS, H.: Pathogenese des primären Hyperparathyreoidismus. Dtsch. med. Wschr. 108, 1648–1653 (1983)

FRITSCH, A., GEYER, G.: Hyperparathyreoidismus. Diagnostik und Therapie der Nebenschilddrüsen-Überfunktion. Urban u. Schwarzenberg, Wien – München – Baltimore 1982

HAAS, H. G.: Knochenstoffwechsel- und Parathyreoidea-Erkrankungen. Thieme, Stuttgart 1966

HEATH, D. A.: Hypercalcaemia of malignancy. In: Clinical Endocrinology 2, Calcium Disorders, Eds. D. Heath, S. J. Marx, 233–247, Butterworth Scientific, London – Boston 1982

HEATH, H., PURNELL, D.C.: Asymptomatic hypercalcemia and primary hyperparathyroidism. In: Clinical Endocrinology 2, Calcium Disorders, Eds. D.Heath, S.J.Marx, 189–216, Butterworth Scientific, London – Boston 1982

HEIDBREDER, E., SCHAFFERHANS, K., HEIDLAND, A.: Hypercalcämie bei malignen Erkrankungen. Klin. Wochenschr. 61, 773–783 (1983)

KISTLER, H.: Primärer Hyperparathyreoidismus. Schweiz. med. Wschr., Suppl. 3 (1976)

KNOP, J., MONTZ, R., SCHNEIDER, C., STRITZKE, P., DORN-QUINT, G., NORDMEYER, J.P., KRUSE, H.-P., KUHLENCORDT, F.: Bone calcium exchange in primary hyperparathyroidism as measured by ^{47}calcium kinetics. Metabolism 29, 819–825 (1980)

KRACHT, J. (Hrsg.): Nebenschilddrüse und endokrine Regulationen des Calciumstoffwechsels. Springer, Berlin – Heidelberg – New York 1968

KRUSE, H.-P., KUHLENCORDT, F., RINGE, J.-D., VOGEL, H., MONTZ, R., KOCH, G.: Präoperative Lokalisationsdiagnostik von Nebenschilddrüsenadenomen bei 72 Fällen von primärem Hyperparathyreoidismus durch selektive Halsvenensondierung und Parathormonbestimmung. Schweiz. med. Wschr. 113, 636–640 (1983)

KUHLENCORDT, F.: Der Hyperparathyreoidismus (Standpunkt des Klinikers). In: Nebenschilddrüse und endokrine Regulationen des Calciumstoffwechsels. Spontan-Hypoglykämie. Glucagon. Hrsg. J.Kracht. Springer, Berlin – Heidelberg – New York 1968

KUHLENCORDT, F., KRACHT, J.: Chronischer Hyperparathyreoidismus mit C-Zellhyperplasie der Schilddrüse. Überlegungen zur Einteilung des Hyperparathyreoidismus. Dtsch. med. Wschr. 93, 2411–2415 (1968)

KUHLENCORDT, F., KRUSE, H.-P.: Krankheiten der Nebenschilddrüsen. In: Innere Medizin in Praxis und Klinik, 3. Auflg. Hrsg. H.Hornbostel, W.Kaufmann, W.Siegenthaler, Thieme, Stuttgart 1984

KUHLENCORDT, J., KRUSE, H.-P., FRANKE, J.: Diagnostischer Wert der Lamina dura alveolaris bei generalisierten Knochenerkrankungen. Fortschr. Röntgenstr.134, 401–407 (1981)

MUNDY, G.R., COVE, D.H., FISKEN, R.: Primary hyperparathyroidism: Changes in the pattern of clinical presentation. Lancet I, 1317–1320 (1980)

PALOYAN, E., LAWRENCE, A.M., OSLAPAS, R., SHAH, K.H., ERNST, K., HOFMANN, C.: Subtotal parathyroidectomy for primary hyperparathyroidism. Long-term results in 292 patients. Arch. Surg. 118, 425–430 (1983)

RECKLINGHAUSEN, F. VON: Die fibröse oder deformirende Ostitis, die Osteomalacie und die osteoplastische Carcinose in ihren gegenseitigen Beziehungen. Festschrift Rudolf Virchow, Reimer, Berlin 1891

RINGE, J.-D., KUHLENCORDT, F.: Ostitis fibrosa generalisata. In: Handbuch der Inneren Medizin, Bd.6, Teil 1 B, Hrsg. F.Kuhlencordt, H.Bartelheimer, Springer, Berlin – Heidelberg – New York 1980

ROHL, P.G., WILKINSON, M., CLIFTON-BLIGH, P., POSEN, S.: Hyperparathyroidism. Experiences with treated and untreated patients. Med. J. Aust. 1, 519–521 (1981)

ROTHMUND, M. (Hrsg.): Hyperparathyreoidismus. Thieme, Stuttgart – New York 1980

RUSSELL, C. F., EDIS, A. J.: Surgery for primary hyperparathyroidism: experience with 500 consecutive cases and evaluation of the role of surgery in the asymptomatic patient. Br. J. Surg. 69, 244–247 (1982)

TOMLINSON, S.: The investigation of hypercalcaemia. Metab. Bone Dis. & Rel. Res. 2, 161–165 (1980)

VAES, G.: La résorption osseuse et l'hormone parathyroïdienne. De Visscher, Brüssel 1967

Osteomalazie

BALSAN, S., GARABEDIAN, M., LIBERMAN, U. A., EIL, C., BOURDEAU, A., GUILLOZO, H., GRIMBERG, R., LE DEUNFF, M. J., LIEBERHERR, M., GUIMBAUD, P., BROYER, M., MARX, S. J.: Rickets and alopecia with resistance to 1,25-dihydroxyvitamin D: Two different clinical courses with two different cellular defects. J. Clin. Endocrin. Metab. 57, 803–811 (1983)

CHESNEY, R. W.: Etiology and pathogenesis of the Fanconi syndrome. Mineral Electrolyte Metab. 4, 303–316 (1980)

DUNNIGAN, M. G., McINTOSH, W. B., FORD, J. A., ROBERTSON, I.: Acquired disorders of vitamin D metabolism. In: Clinical Endocrinology 2, Calcium Disorders, Eds. D. Heath, S. J. Marx, 125–150, Butterworth Scientific, London – Boston 1982

GLORIEUX, F. H., MARX, P. J., PETTIFOR, J. M., DELVIN, E. E.: Bone response to phosphate salts, ergocalciferol, and calcitriol in hypophosphatemic vitamin D-resistant rickets. New Engl. J. Med. 303, 1023–1031 (1980)

GLORIEUX, F. H., SCRIVER, C. R.: Transport, metabolism and clinical use of inorganic phosphate in X-linked hypophosphatemia. Excerpta Medica, International Congress Series 270, 421–426 (1973)

HAUSSLER, M. R., BRICKMAN, A. S.: Vitamin D: Metabolism, actions, and disease states. In: Disorders of Mineral Metabolism, Vol. II, Eds. F. Bronner, J. W. Coburn, 359–431, Acedemic Press, New York – London 1982

KANIS, J. A.: Vitamin D metabolism and its clinical application. J. Bone Jt. Surg. 64-B, 542–560 (1982)

KRUSE, H.-P., KUHLENCORDT, F.: Osteomalazie. In: Handbuch der Inneren Medizin, Bd. 6, Teil 1 B, 751–820, Hrsg. F. Kuhlencordt, H. Bartelheimer, Springer, Berlin – Heidelberg – New York 1980

KRUSE, H.-P., KUHLENCORDT, F.: Knochenerkrankungen. In: Therapie innerer Krankheiten, 5. Auflg., 430–439, Hrsg. G. Riecker et al., Springer, Berlin – Heidelberg – New York 1983

KUHLENCORDT, F.: Zum sogenannten Fanconi-Syndrom bei Erwachsenen. Verh. Dtsch. Ges. inn. Med. 62, 457–461 (1956)

LOOSER, E.: Über Spätrachitis. Verh. der Dtsch. Patholog. Ges., 9. Tagung, 1905

MANKIN, H. J.: Rickets, osteomalacia, and renal osteodystrophy. Part I. J. Bone Jt. Surg. 56-A, 101–128 (1974)

MANKIN, H.J.: Rickets, osteomalacia, and renal osteodystrophy. Part II. J. Bone Jt. Surg. 56-A, 352–386 (1974)

OFFERMANN, G., BIEHLE, G.: Vitamin D-Mangel und Osteomalazie beim alten Menschen. Dtsch. med. Wschr. 103, 415–419 (1978)

REUTTER, F.W.: Osteomalazie. In: Therapie-Handbuch, Hrsg. F. Krück et al., 1037–1039, Urban u. Schwarzenberg, München – Wien – Baltimore 1983

SCHWÄGERL, W.: Zur orthopädischen Problematik der Vitamin D-resistenten Rachitis (Phosphat-Diabetes). Fortschr. Med. 101, 1287–1292 (1983)

SCRIVER, C.R., FRASER, D., KOOH, S.W.: Hereditary rickets. In: Clinical Endocrinology 2, Calcium Disorders, Ed. D. Heath, pp. 1–46, Butterworth Scientific, London 1982

WYTE, M.P., TEITELBAUM, S.L., MURPHY, W.A., BERGFELD, M.A., AVIOLI, L.V.: Adult hypophosphatasia. Clinical, laboratory, and genetic investigation of a large kindred with review of the literature. Medicine 58, 329–347 (1979)

Renale Osteopathie

HEAF, J.G., TRANEBAERG, C., WOLF, H.: Parathyroidectomy for hyperparathyroidism in maintenance dialysis patients. Scand. J. Urol. Nephrol. 17, 347–353 (1983)

HESCH, R.-D., HEHRMANN, R. (Hrsg.): Renale Osteopathie. Diagnostik, präventive und kurative Therapie. Thieme, Stuttgart 1979

KAYE, M.: Bone marrow aluminium storage in renal failure. J. Clin. Pathol. 36, 1288–1291 (1983)

KUHLENCORDT, F., BAUDITZ, W., LOZANO-TONKIN, C., KRUSE, H.-P., AUGUSTIN, H.-J., REHPENNING, W., BARTELHEIMER, H.: Osteopathien und Calciumphosphat-Stoffwechsel bei chronischer Hämodialyse. Klin. Wschr. 49, 134–144 (1971)

KUHLENCORDT, F., RINGE, J.-D.: Knochenmineralgehalt bei chronischer Hämodialyse. Klin. Wschr. 56, 75–79 (1978)

LIEBROSS, B.A., COBURN, J.W.: Renal osteodystrophy. In: Clinical Endocrinology 2, Calcium Disorders, Ed. D. Heath, pp. 151–188, Butterworth Scientific, London 1982

LILIENFELD-TOAL, H. VON; GERLACH, I., KLEHR, H.U., ISSA, S., KECK, E.: Immunoreactive parathyroid hormone in early and advanced renal failure. Nephron 31, 116–122 (1982)

MASON, R.S., LISSNER, D., WILKINSON, M., POSEN, S.: Vitamin D metabolites and their relationship to azotaemic osteodystrophy. Clin. Endocrinol. 13, 375–385 (1980)

MASSRY, S.G., RITZ, E.: The pathogenesis of secondary hyperparathyroidism of renal failure. Arch. intern. Med. 138, 853–856 (1978)

MORA PALMA, F.J., ELLIS, H.A., COOK, B., DEWAR, J.H., WARD, M.K., WILKINSON, R., KERR, D.N.S.: Osteomalacia in patients with chronic renal failure before dialysis or transplantation. Quart. J. Med., N.S. LII, 332–348 (1983)

MUIRHEAD, N., CATTO, G. R. D., EDWARD, N., ADAMI, S., MANNING, R. M., O'RIORDAN, J. L. H.: Suppresson of secondary hyperparathyroidism in uraemia: acute and chronic studies. Brit. Med. J. 288, 177–179 (1984)

PARFITT, A. M., VILLANUEVA, A. R., MATHEWS, C. H. E., ASWANI, S. A.: Kinetics of matrix and mineral apposition in osteoporosis and renal osteodystrophy. Relationship to rate of turnover and to cell morphology. Metab. Bone Dis. & Rel. Res. 2, 213–219 (1980)

RICKERS, H., CHRISTENSEN, M., RØDBRO, P.: Bone mineral content in patients on prolonged maintenance hemodialysis: A three year follow-up study. Clin. Nephrology. 20, 302–307 (1983)

Intestinale Osteopathie

BARTELHEIMER, H., KUHLENCORDT, F.: Der sekundäre Hyperparathyreoidismus beim primären und sekundären Malabsorptonssyndrom. Dtsch. Arch. Klin. Med. 210, 98–118 (1965)

BUSSABARGER, R. A., FREEMAN, S., IVY, A. C.: The experimental production of severe homogeneous osteoporosis by gastrectomy in puppies. Am. J. Physiol. 121, 137–148 (1938)

EWE, K.: Die intestinale Calcium-Resorption und ihre Störungen. Klin. Wschr. 52, 57–63 und 64–73 (1974)

GOSSMANN, H. H., HELMS, H.: Knochenveränderungen bei intestinalen Resorptionsstörungen. Dtsch. med. Wschr. 93, 1219–1223 (1968)

KRUSE, H.-P., KUHLENCORDT, F., MONTZ, R., RINGE, J. D., KOCH, G.: Calcium- und Knochenstoffwechsel nach Dünndarmbypass-Operation wegen alimentärer Adipositas. Dtsch. med. Wschr. 106, 1219–1223 (1981)

KUHLENCORDT, F.: Der Knochen bei gastrointestinalen Erkrankungen. In: Aktuelle Gastroenterologie, Hrsg. H. Bartelheimer, N. Heisig, 165–172, Thieme, Stuttgart 1968

KUHLENCORDT, F., BARTELHEIMER, H.: Die Auswirkungen der Magenresektion auf das Skelett. Gastroenterologia, Suppl. ad. Vol. 107, 14–18 (1967)

KUHLENCORDT, F., JOWSEY, J.: Knochenveränderungen nach subtotaler Gastrektomie und verschiedenen Dünndarmresektionen bei Hunden. Z. ges. exp. Med. 156, 87–103 (1971)

KUHLENCORDT, F., KRUSE, H.-P.: Intestinale Osteopathien. Verh. Dtsch. ges. Path. 58, 144–156 (1974)

MEULENGRACHT, E.: Osteomalacia of the spinal column from deficient diet or from disease of the digestive tract. Acta Med. Scand. Cl. fasc. II–III, 138–156 (1939)

NILSSON, B. O., WESTLIN, N. E.: The fracture incidence after gastrectomy. Acta Chir. Scand. 137, 533–534 (1971)

Kalziumphosphat-Stoffwechselstörungen

Bronsky, D., Kiamoko, R.T., Waldstein, S.S.: Familial idiopathic hypoparathyroidism. J. clin. Endocr. 18, 61–65 (1968)

Dambacher, M.A.: Leitsymptom Tetanie – „echter" oder Pseudo-Hypoparathyreoidismus. Klinikarzt 13, 222–238 (1984)

Danowski, T.S.: Outline of endocrine gland syndromes, 3. Auflg., Williams and Wilkins, Baltimore 1976

Fischer, J.A., Bourne, H.R., Dambacher, M.A., Tschopp, F., de Meyer, R., Devogelaer, J.-P., Werder, E.A., Nagant de Deuxchaisnes, C.: Pseudohypoparathyroidism: Inheritance and expression of deficient receptor-cyclase coupling protein activity. Clin. Endocrinol. 19, 747–754 (1983)

Frame, B., Hanson, C.A., Frost, H.M., Block, M., Arnstein, A.R.: Renal resistance to parathyroid hormone with osteitis fibrosa. Pseudohypohyperparathyroidism. Amer. J. Med. 52, 311–321 (1972)

Kruse, H.-P., Kuhlencordt, F.: Erkrankungen der Nebenschilddrüsen. In: Rationelle Diagnostik in der inneren Medizin, 3. Auflg., 214–220, Hrsg. H.Losse, E.Wetzels, Thieme, Stuttgart 1982

Marx, S.J.: Familial hypocalciuric hypercalcemia. In: Clinical Endocrinology 2, Calcium Disorders, Eds. D.Heath, S.J.Marx, 217–232, Butterworth Scientific, London – Boston 1982

Marx, S.J., Aurbach, G.D.: Heterogeneous hormone disorder in pseudohypoparathyroidism. New Engl. J. Med. 246, 169–170 (1977)

Nusniwitz, M.L., Klein, M.H.: Pseudoidiopathic hypoparathyroidism: hypoparathyroidism with ineffective parathyroid hormone. Amer. J. Med. 55, 677–686 (1973)

Schwarz, G.: Pseudohypoparathyreoidismus und Pseudo-Pseudohypoparathyreoidismus. Experimentelle Medizin, Pathologie und Klinik. Bd.15. Springer, Berlin – Heidelberg – New York 1964

Konstitutionelle Knochenerkrankungen

Albright, J.A., Millar, E.A.: Osteogenesis imperfecta. Clin. Orthop. 159, Sept. 1981

Beighton, P., Cremin, B.C.: Sclerosing Bone Dysplasias. Springer, Berlin – Heidelberg – New York 1980

Bierich, J.R., Schönberg, D.: Wachstumsstörungen. In: Kuhlencordt, F., H.Bartelheimer (Hrsg.) Handbuch der inneren Medizin. Bd.6, Teil 1 B, S.921–956. Springer, Berlin – Heidelberg – New York 1980

Helletzgruber, M., Kovarik, J., Plenk, H., Seidl, G., Linkesch, W., Tilscher, H., Weissel, M., Willvonseder, R.: Die Osteopetrose Albers-Schönberg. Dtsch. med. Wschr. 105, 1463–1468 (1980)

Kozlowski, K., Beighton, P.: Gamut Index of Skeletal Dysplasias. Springer, Berlin – Heidelberg – New York – Tokyo 1984

KRIEG, T., KIRSCH, E., MATZEN, K., MÜLLER, P. K.: Osteogenesis imperfecta: Biochemical and clinical evaluation of 13 cases. Klin. Wschr. 59, 91–93 (1981)

KUHLENCORDT, F., KRUSE, H.-P., LOZANO-TONKIN, C., HIRTH, L., GOEDDE, H.-W., SCHNEIDER, C., WIENERS, H., OTTE, P.: Die Osteopetrosis Albers-Schönberg. Ergebn. inn. Med. 39, 135–160 (1977)

LAGIER, R., MBAKOP, A., BIGLER, A.: Osteopoikilosis: A radiological and pathological study. Skeletal Radiol. 11, 161–168 (1984)

MILGRAM, J. W., JASTY, M.: Osteopetrosis. A morphological study of twenty-one cases. J. Bone Jt. Surg. 64-A, 912–929 (1982)

SANDRITTER, W., SCHORN, J.: Histopathologie. Schattauer, Stuttgart 1965

SCHMID, F.: Konstitutionsanomalien des Skelettes. In: Handbuch der inneren Medizin, Bd. 6, Teil 1 B, Hrsg. F. Kuhlencordt, H. Bartelheimer, S. 981–1055, Springer, Berlin – Heidelberg – New York 1980

SHELDON, J., REEVE, J., CLAYTON, B.: Engelmann's disease (progressive diaphysial dysplasia). A review and presentation of two cases with abnormal phosphate retention. Metab. Bone Dis. & Rel. Res. 2, 307–313 (1981)

SILLENCE, D. O.: Osteogenesis imperfecta. An expanding panorama of variants. Clin. Orthop. 159, 11–25 (1981)

SILLENCE, D. O., SENN, A., DANKS, D. M.: Genetic heterogeneity in osteogenesis imperfecta. J. Med. Genet. 16, 101–116 (1979)

SPRANGER, J. W., LANGER, L. O., WIEDEMANN, H.-R.: Bone Dysplasias. Fischer, Stuttgart 1974

SPARKES, R. S., GRAHAM, C. B.: Camurati-Engelmann disease. Genetics and clinical manifestations with a review of the literature. J. Med. Genetics 9, 73–85 (1972)

UEHLINGER, E.: Fibröse Knochendysplasie (Osteofibrosis deformans juvenilis). In: KUHLENCORDT, F., H. BARTELHEIMER (Hrsg.) Handbuch der inneren Medizin Bd. 6, Teil 1 B, S. 957–971, Springer, Berlin – Heidelberg – New York 1980

WIEDEMANN, H.-R.: Systematisierte sklerotische Hyperostose des Kindesalters mit Myopathie. Z. Kinderheilk. 65, 346–367 (1948)

Myelogene Knochenveränderungen

BURKHARDT, R.: Myelogene Osteopathien. In: KUHLENCORDT, F., H. BARTELHEIMER (Hrsg.) Handbuch der inneren Medizin. Bd. 6, Teil 1 B, S. 1057–1188. Springer, Berlin – Heidelberg – New York 1980

MOSELEY, J. E.: Bone changes in hematologic disorders. Grune & Stratton, New York – London 1963

Knochentumoren

BECKER, W.: Knochentumorschlüssel. Arbeitsgemeinschaft Knochentumoren. Dtsch. Krebsforsch. Zentr., Heidelberg 1975

BECKER, W., RAMACH, W., DELLING, G.: Problems of biopsy and diagnosis in a cooperative study of osteosarcoma. J. Cancer Res. Clin. Oncol. 106 (Suppl.), 11–13 (1983)

BETHGE, J. F. J., HRYNYSCHYN, K., SCHLOSSER, G.-A., THOMA, G., KUHLENCORDT, F.: Tumoren und tumorähnliche Veränderungen des Knochens. In: Spezielle Chirurgie für die Praxis, Bd. III, Teil 3, Hrsg. F. Baumgartl, K. Kremer, H. W. Schreiber, 587–636, Thieme, Stuttgart – New York 1982

BETZLER, M.: Klassifikation der Knochentumoren verbindet Kliniker und Pathologen. Klinikarzt 12, 959–971 (1983)

DAHLIN, D. C.: Bone tumors. 3rd. ed., Thomas, Springfield, Ill. 1978

DOMINOK, G. W., KNOCH, H.-G.: Knochengeschwülste und geschwulstähnliche Knochenerkrankungen. 3. Auflg. Fischer, Jena 1982

DONATH, A., COURVOISIER, B. (Eds.): Bone and tumors. Huber, Bern – Stuttgart – Wien 1980

ELOMAA, I., BLOMQVIST, C., GRÖHN, P., PORKKA, L., KAIRENTO, A.-L., SELANDER, K., LAMBERG-ALLARDT, C., HOLMSTRÖM, T.: Long-term controlled trial with diphosphonate in patients with osteolytic bone metastases. Lancet I, 146–149 (1983)

HELLER, M., JEND, H.-H., BÜCHELER, E., HUECK, E., VIEHWEGER, G.: The role of CT in diagnosis and follow-up of osteosarcoma. J. Cancer Res. Clin. Oncol. 106 (Suppl.), 43–48 (1983)

LEVY, R. N. (Ed.): Metastatic disease of bone. Clin. Orthop. 169, Sept. 1982

KISSANE, J. M., ASKIN, F. B., FOULKES, M., STRATTON, L. B., FAULKNER SHIRLEY, S.: Ewing's sarcoma of bone: Clinicopathologic aspects of 303 cases from the intergroup Ewing's sarcoma study. Human Pathol. 14, 773–779 (1983)

Knochentumoren. Empfehlungen der Deutschen Gesellschaft für Chirurgie. Mitteilungen des Berufsverbandes Deutscher Internisten. Nr. 3/1984

KNOP, J., MONTZ, R.: Bone scintigraphy in patients with osteogenic sarcoma. J. Cancer Res. Clin. Oncol. 106 (Suppl.), 49–50 (1983)

RANNINGER, K. (Hrsg.): Bone tumors. Handbuch der Medizinischen Radiologie, Bd. V/Teil 6, Springer, Berlin – Heidelberg – New York 1977

REMAGEN, W., MORSCHER, E., RÖSLI, A.: Primäre und sekundäre Tumoren der Knochen und Gelenke. In: Handbuch der Inneren Medizin, Bd. 6, Teil 1 B, 1317–1475, Hrsg. F. Kuhlencordt, H. Bartelheimer, Springer, Berlin – Heidelberg – New York 1980

ROSEN, G., MARCOVE, R. C., HUVOS, A. G., CAPARROS, B. I., LANE, J. M., NIRENBERG, A., CACAVIO, A., GROSHEN, S.: Primary osteogenic sarcoma: Eight-year experience with adjuvant chemotherapy. J. Cancer Res. Clin. Oncol. 106 (Suppl.), 55–67 (1983)

SCHAJOWICZ, F.: Tumors and tumorlike lesions of bone and joints. Springer, New York 1981

SCHULZ, A.: Ultrastrukturpathologie der Knochentumoren. Veröffentlichungen aus der Pathologie, H. 115, Fischer, Stuttgart – New York 1980

SMITH, C. F., MONSON, D. C. G.: Advances in bone tumors. Clin. Orthop. 153, 2–6 (1980)

SPJUT, H. J., DORFMAN, H. D., FECHNER, R. E., ACKERMAN, L. V.: Tumors of bone and cartilage. Atlas of tumor pathology, 2nd series, A. F. I. P., Washington 1971

Entzündliche Knochenerkrankungen

GARROD, L. P., O'GRADY, F.: Pyogenic infections of bones and joints. Antibiotic and chemotherapy. 3rd. ed., Livingstone, Edinburgh – London 1971

HAVLÍK, I., TOŠOVSKÝ, V.: Haematogene Ostitis und Osteomyelitis. In: KUHLENCORDT, F., H. BARTELHEIMER (Hrsg.) Handbuch der inneren Medizin. Bd. 6, Teil 1 B, S. 1189–1203. Springer, Berlin – Heidelberg – New York 1980

HIERHOLZER, G., KLEINING, R., HÖRSTER, G.: Pathogenese und Therapie der akuten posttraumatischen Osteomyelitis. Unfallheilk. 79, 133–141 (1976)

HÖRSTER, G., HIERHOLZER, G.: Die posttraumatische Osteomyelitis. In: KUHLENCORDT, F., H. BARTELHEIMER (Hrsg.) Handbuch der inneren Medizin. Bd. 6, Teil 1 B, S. 1213–1232. Springer, Berlin – Heidelberg – New York, 1980

PLAUE, R. (Hrsg.): Die Behandlung der sekundär-chronischen Osteomyelitis. Enke, Stuttgart 1974

SCHASSAN, H. H.: Antibiotika-Therapie der hämatogenen Osteomyelitis. In: KUHLENCORDT, F., H. BARTELHEIMER (Hrsg.) Handbuch der inneren Medizin. Bd. 6, Teil 1 B, S. 1205–1211. Springer, Berlin – Heidelberg – New York 1980

UEHLINGER, E.: Die pathologische Anatomie der hämatogenen Osteomyelitis. Chirurg 41, 193 (1970)

WILLENEGGER, H.: Klinik und Therapie der pyogenen Knocheninfektion. Chirurg 41, 215 (1970)

Osteodystrophia deformans Paget

ALTMAN, R. D., SINGER, F. (Eds.): Paget's disease of bone. Arthritis Rheum. 23, 1073–1240 (1980)

BARRY, H. C.: Paget's Disease of Bone. In: KUHLENCORDT, F., H. BARTELHEIMER, H. (Hrsg.): Handbuch der inneren Medizin. Bd. 6, Teil 1 B, S. 903–919. Springer, Berlin – Heidelberg – New York 1980

HAMDY, R. C.: Paget's disease of bone. Assessment and management. Praeger Publishers 1981

HOLZ, G., DELLING, G., ZIEGLER, R.: Etidronsäure-Therapie bei Morbus Paget des Skelettes. Dtsch. med. Wschr. 108, 1954–1958 (1983)

Jesserer, H.: Diagnose und Prognose der Osteodystrophia deformans (Morbus Paget). Lebensversicherungsmedizin 33, 197–202 (1981)

Kuhlencordt, F., Ringe, J.-D., Kruse, H.-P.: Behandlung der Osteodystrophia deformans Paget mit Lachs-Calcitonin. Dtsch. med. Wschr. 106, 1620–1623 (1981)

Ringe, J.-D.: Klinik und Therapie des Morbus Paget (Ostitis deformans). Dtsch. med. Wschr. 108, 1207–1212 (1983)

Ringe, J.-D., Kuhlencordt, F.: Osteodystrophia deformans Paget. Vorkommen, Beschwerdebild und Komplikationen. Dtsch. med. Wschr. 104, 1837–1842 (1979)

Russell, R.G.G.: Drug treatment of Paget's disease of bone. Clin. Rheum. Dis. 5, 673–695 (1979)

Schmorl, G.: Über Ostitis deformans Paget. Virchow's Arch. Path. 283, 694–751 (1932)

Schulz, A., Delling, G., Kruse, H.-P., Kuhlencordt, F., Ziegler, R.: Electron microscopic study on Paget-osteoclasts and the inhibitory effect of calcitonin in man. In: Molecular Endocrinology, Eds. MacIntyre and Szelke, 199–202, North-Holland Biomedical Press, Elsevier 1977

Singer, F.R., Mills, B.G.: Evidence for a viral etiology of Paget's disease of bone. Clin. Orthop. 178, 245–251 (1983)

Wick, M.R., Siegal, G.P., Unni, K.K., McLeod, R.A., Greditzer, H.G.: Sarcomas of bone complicating osteitis deformans (Paget's disease). Am. J. Surg. Pathol. 5, 47–59 (1981)

Ziegler, R. (Hrsg.): EHDP. Ein neues therapeutisches Prinzip bei Osteopathien und Calciumstoffwechselstörungen. Urban u. Schwarzenberg, München – Wien – Baltimore 1982

Anhang

Kuhlencordt, F.M., Ringe, J.-D.: Physiologischer Anstieg des Mineralgehaltes von Radius und Ulna im Wachstumsalter. Fortschr. Röntgenstr. 129, 766–770 (1978)

Lippert, H.: SI-Einheiten in der Medizin. Urban u. Schwarzenberg, München – Wien – Baltimore 1976

Ringe, J.-D., Rehpenning, W., Kuhlencordt, F.: Physiologische Änderung des Mineralgehaltes von Radius und Ulna in Abhängigkeit von Lebensalter und Geschlecht. Fortschr. Röntgenstr. 128, 376–380 (1977)

11 Sachverzeichnis